名 / 老 / 中 / 医 / 私 / 房 / 课

中医妙方巧治
冠心病

陈新宇　罗云涛 主编

U0385886

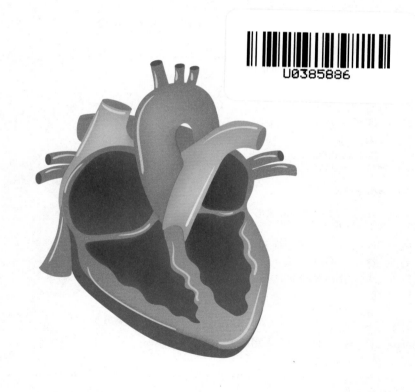

黑龙江科学技术出版社
HEILONGJIANG SCIENCE AND TECHNOLOGY PRESS

图书在版编目（ＣＩＰ）数据

中医妙方巧治冠心病 / 陈新宇 , 罗云涛主编 . -- 哈
尔滨 : 黑龙江科学技术出版社 , 2023.8
（名老中医私房课）
ISBN 978-7-5719-2079-1

Ⅰ . ①中… Ⅱ . ①陈… ②罗… Ⅲ . ①冠心病—中医
治疗法 Ⅳ . ① R259.414

中国国家版本馆 CIP 数据核字 (2023) 第 127317 号

名老中医私房课：中医妙方巧治冠心病
MINGLAO ZHONGYI SIFANG KE: ZHONGYI MIAOFANG QIAO ZHI GUANXINBING
陈新宇　　罗云涛　主编

出　　　版	黑龙江科学技术出版社
出 版 人	薛方闻
地　　　址	哈尔滨市南岗区公安街 70-2 号
邮　　　编	150007
电　　　话	（0451）53642106
网　　　址	www.lkcbs.cn

责任编辑　马远洋

设　　　计　深圳·弘艺文化　HONGYI CULTURE

印　　　刷	哈尔滨市石桥印务有限公司
发　　　行	全国新华书店
开　　　本	710 mm × 1000 mm　1 / 16
印　　　张	12
字　　　数	160 千字
版次印次	2023 年 8 月第 1 版　2023 年 8 月第 1 次
书　　　号	ISBN 978-7-5719-2079-1
定　　　价	45.00 元

随着我国经济发展和人民文化水平的提高，人们的饮食结构和生活方式也发生了很大的变化，但同时以冠心病为首的心脑血管疾病也呈现多发态势，这些疾病的发病率和死亡率相对较高，不仅影响人们的正常生活，还严重危害着人们的身体健康。

那么，什么是冠心病呢？冠心病是冠状动脉粥样硬化性心脏病的简称，也叫缺血性心脏病，是因冠状动脉狭窄、供血不足，导致供应心脏的血流减少，引起心肌缺血缺氧，进而诱发心绞痛或心肌梗死。在过去，冠心病可以说是"老年病"的范畴，一般是 50 岁以上的人才会患的病。但随着人们生活水平的提高，因高血压、高脂血症、糖尿病、肥胖、吸烟、过量饮酒、精神紧张、饮食不当、缺乏运动等，使得我国居民冠心病的发病率呈现逐年上升的趋势，且发病趋势越来越低龄化，30 多岁、40 多岁已是冠心病的高发年龄，甚至最年轻的患者仅 20 岁左右。

世界卫生组织公布的相关数据显示，心脑血管疾病已成为全球的头号杀手，每年死于心脑血管疾病的人数多于其他死因的人数，其中大部分死于心脏病发作或中风。而冠心病作为目前发病率最高的心脏病，我们应该高度重视。

其实，冠心病在很多情况下是可防可控的，通过及早诊断和正确治疗，可以大大减少冠心病的发病率以及致死、致残率。那么，冠心病如何预防？又如何诊断和治疗呢？本书以中医学理论为基础，全面整理和总结了中医防治冠心病的方法、常用的中草药和中成药、中医外治手法以及饮食调理和居家护理等，希望能对冠心病患者提供一定的帮助。

因冠心病越来越年轻化，且大多与不良的生活习惯和饮食习惯有关，所以本书还系统介绍了如何通过改变饮食和生活习惯，对冠心病进行有效的预防。需要提醒广大读者的是，本书中涉及的方剂、药物、药茶、药酒、药膳等，请在专业医师的指导下应用。

本书受"全国名老中医药专家陈新宇传承工作室建设项目（国中医药人教函 [2022]75 号）；湖南省发改委创新引导专项（湘发改投资 2019-412 号）；湖南省自然科学基金（2020JJ4474）；心病"四时调阳"重点研究室建设专项（湘中医药函 [2020]51 号）；"四时调阳"治未病湖南省工程研究中心（湘发改高技 [2020]1006 号）"；湖南省科学技术厅重点领域研发计划（2019SK2321）；湖南省科技人才托举工程项目（2020TJ-N01）；项目支持，特此致谢。

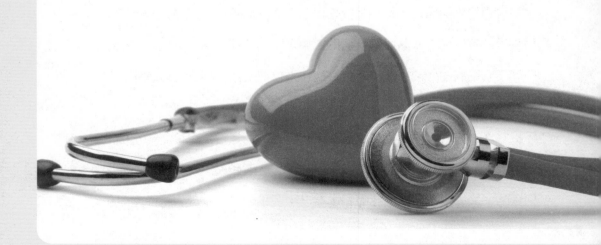

第1章 威胁健康的"杀手"——冠心病

第2章 40种中草药妙方巧治冠心病

CONTENTS

第 3 章　温阳振衰颗粒和护心通络方

第 4 章　3 种中医外治法巧治冠心病

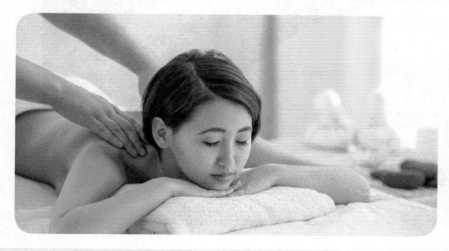

CONTENTS

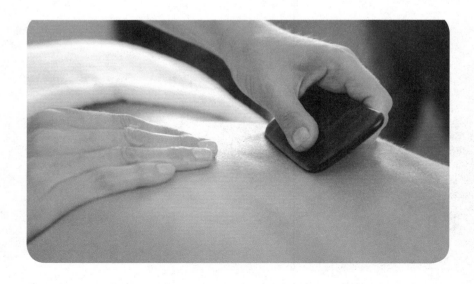

第 5 章　83 种饮食妙方调养冠心病

CONTENTS

CONTENTS

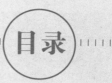

第六章 冠心病患者居家生活护理

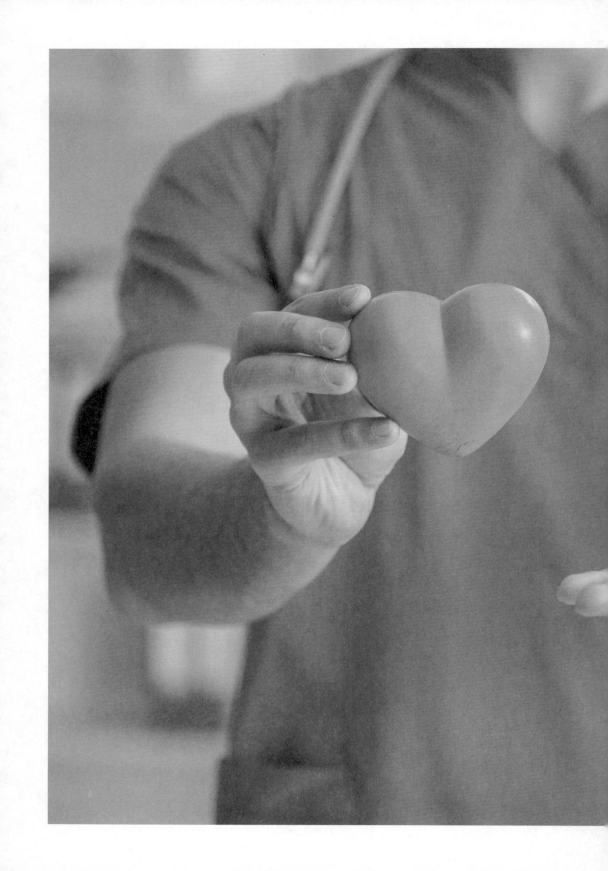

第1章
威胁健康的"杀手"——冠心病

冠心病是发病率最高的心脏病，也是所有心脑血管疾病中死亡率最高的，且发展趋势越来越低龄化。其实冠心病也是可防可控的，了解冠心病的致病因素，了解冠心病的发生发展情况，能助你远离冠心病。

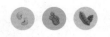

关于冠心病必须知道的事

了解人体心脏

心脏是人最重要的器官之一，是循环系统中的动力源。心脏可以推动血液的流动，为身体的各个器官组织提供充足的血量，为器官组织维持正常的代谢提供保障，在人体内发挥着巨大的作用。心脏就像是一个发动泵，人体可通过心脏的收缩舒张功能，将营养物质输送到全身。

心脏的内部结构是怎样的？

绝大多数人的心脏位于胸腔中部偏左下方，外形像桃子，位于膈之上，两肺间而偏左。体表位置大约在胸骨左侧第二肋骨至第五肋骨间。将手置于左侧锁骨中线（经过锁骨中点的垂直线）与第五肋间的交点处（乳头下方），可以触及心尖搏动。也有极少数人的心脏位于身体右侧，医学上称之为右位心。

心脏的外部有一层灰白色的薄膜，叫作"心包"。心包和心脏表面之间的空隙叫作"心包腔"，腔内有少许淡黄色液体，在心脏跳动时起润滑作用。心脏有四个腔，由两组心房和两组心室组成，分别是左心房、左心室、右心房、右心室。心房和心室之间存在瓣膜，左心房和左心室之间的瓣膜被称为二尖瓣，右心房和右心室之间的瓣膜被称为三尖瓣。除此之外，右心室与肺动脉之间的瓣膜称为肺动脉瓣，左心室与主动脉之间的瓣膜称为主动脉瓣。瓣膜的主要作用是防止血液回流，并完全分离动脉血和静脉血。当瓣膜出现异常时，会造成房室瓣膜关闭不全或狭窄，导致血液返流或供血不足，进而引起心脏的器质性改变以及心功能失常，导致氧气供应不足。

心脏的结构

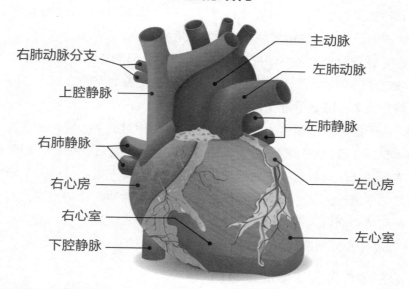

右肺动脉分支
主动脉
左肺动脉
上腔静脉
左肺静脉
右肺静脉
右心房
左心房
右心室
下腔静脉
左心室

心脏传导系统主要包括窦房结、结间束、房室结、房室束、左右束支，以及浦肯野纤维。窦房结位于右心房内，是正常的心脏起搏点；结间束位于窦房结与房室结之间，由浦肯野细胞和普通心房肌细胞构成，其间夹杂有少量P细胞，负责神经冲动传导；左右束支是指分布到左右两个心室的神经纤维；浦肯野纤维是指分布到心室各个细胞的神经纤维。正常情况下，心脏的神经冲动来自于窦房结，向下传到房室结，继续向下传到房室束、左右束支，最后传到浦肯野纤维，任何一个环节出现了问题，都可能形成心律失常型心脏病。

心脏是如何将血液输送到全身的？

在整个生命活动过程中，心脏不停地跳动，推动血液在心血管系统内循环流动，称为血液循环。血液循环的主要功能是完成体内的物质运输，即运送细胞新陈代谢所需的营养物质和氧气到全身，以及运送代谢产物和二氧化碳到排泄器官。那么，心脏是如何推动血液在全身循环流动的呢？主要是依靠心脏的泵血功能。

心脏的节律性收缩和舒张对血液的驱动作用称为心脏的泵血功能，是心脏的主要功能。心脏不断地做收缩和舒张的交替活动，舒张时容纳静脉血返回心脏，收缩时把血液射入动脉。通过心脏的这种节律性活动以及由此引起

的瓣膜的规律性开启和关闭，推动血液沿单一方向循环流动。心脏的这种活动形式相当于两个泵，一个负责体循环，一个负责肺循环。由于两个泵不停地工作提供了动力，血液才能不间断地从心脏流出，形成血液循环。

在心脏的泵血过程中，心室舒缩活动所引起的心室内压力的变化是促进血液流动的动力，而瓣膜的开启和关闭则决定着血流的方向。心房开始收缩之前，整个心脏处于舒张状态，心房、心室内压力都比较低，这时动脉瓣关闭。由于静脉血不断流入心房，心房内压力相对高于心室，房室瓣处于开启的状态，血液由心房流入心室，使心室充盈。当心房收缩时，心房容积减小，内压升高，再将其中的血液挤入心室，使心室充盈血量进一步增加。随着血液的不断注入，心室内压逐渐升高，心室内血液推动房室瓣关闭，进一步推开动脉瓣而射入动脉。心脏就是这样不停地收缩和舒张，推动着血液在血管内循环流动，维持着人体各个器官的正常运转。

心脏为什么能不停地跳动？

心脏一直不停地跳动是人体正常的生理现象，这样才能维持正常血液循环。心脏的跳动与窦房结的功能有关。

心脏跳动是由窦房结发出电信号，使心房收缩，心房内的血液会通过瓣膜进入心室，此时电信号形成的冲动也到达心室，使心室收缩，心室就会将血液泵出心脏，从而形成一次心跳。窦房结会一直不停地发出电信号，加上心房、心室和瓣膜配合，使心脏一直不停地跳动，维持人体正常的血液循环，支持人体完成各种活动。因此，医学上也将正常的心跳称为窦性心律，如果窦房结发出信号的功能出现异常，就会导致各种心律失常。

冠状动脉掌握生死大权

什么是冠状动脉？

人体所有器官都需要动脉系统的血液供应，心脏也不能除外。负责心脏供应的动脉系统被称为冠状动脉。为什么叫"冠状动脉"呢？因为心脏就像一个倒置的圆锥体，处于人体的左胸腔内，而为心脏供血的动脉就像一顶帽子戴在心脏的头上，中国古代把帽子称作"冠"，因此心脏的动脉系统被称

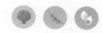

为"冠状动脉"。

　　冠状动脉发自主动脉根部，发出后分为左右两支，左、右冠状动脉分别从主动脉根部分出，主干沿着冠状沟行走，其分支分布于心脏外面，再分成无数细支进入心肌内，营养物质和氧气就通过这些繁密的血管网送到心脏。心肌汲取营养后，鲜红的动脉血就变成暗红的静脉血，由小静脉逐渐汇合成大的冠状静脉，直接流进右心房。

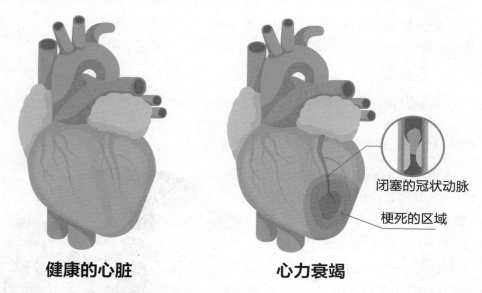

闭塞的冠状动脉

梗死的区域

健康的心脏 **心力衰竭**

　　由于冠状血管的分布特殊，没有经体循环，而且循环途径也很短，所以由"冠状循环"供应心脏的营养。虽然冠状循环很短，但其血流量却很大。人体在安静时，通过冠状循环的血流量大约占心排血量的5%。运动或体力劳动时，心排血量可增加4~5倍，冠状动脉的血流量也相应增加4~5倍。由此可见，心脏的工作量越大，需要的能量越多，冠状动脉供应的血流量也越大。

冠状动脉有什么作用？

　　冠状动脉的作用就是为心肌供血，是心脏的营养血管，供给心脏所需要的能量，维持心脏的正常活动。如果冠状动脉受到损害，发生冠状动脉粥样硬化，导致管腔变得狭窄，那么血流量就将减少，就会造成心肌缺血、缺氧，严重危害健康，可以说冠状动脉是"心脏力量的源泉"。

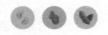

冠状动脉粥样硬化是怎么回事？

胆固醇、脂肪沉积在冠状动脉中形成粥样斑块，并不断增大，使冠状动脉通道变得狭窄，这种情况被称为冠状动脉粥样硬化。这些粥样斑块会变得越来越大，导致血管明显变得狭窄。当进行剧烈活动、情绪波动较大、过度劳累时，造成交感神经兴奋，引起心跳加快，此时心肌收缩力增强，使原有的心肌血管狭窄、缺血加重，从而诱发心绞痛。当冠状动脉中的斑块越来越大，冠脉斑块不稳定、破裂时，可能导致血管内血栓急性形成，引起心脏血管管腔的急性闭塞，从而导致心肌缺血，此时就发生了心肌梗死。

冠心病的形成及危害

什么是冠心病？

冠心病是冠状动脉粥样硬化性心脏病的简称。由于体内脂质代谢异常，血液中的脂质沉着在原本光滑的冠状动脉内膜上，在冠状动脉内膜一些类似粥样的脂类物质堆积而成白色斑块，这些斑块渐渐增多，造成动脉腔狭窄，使血流受阻，导致心脏缺血，产生心绞痛。如果冠状动脉壁上的斑块形成溃疡或破裂，就会形成血栓，使整个血管血流完全中断，发生急性心肌梗死，甚至猝死。也有少部分患者是由于冠状动脉痉挛产生变异性心绞痛，如果痉挛超过30分钟，也会导致急性心肌梗死，甚至猝死。冠心病是动脉粥样硬化导致器官病变的最常见类型，是所有心脑血管疾病中发病率和死亡率最高的疾病。

冠心病有何症状表现?

没有症状

部分患者可能没有临床症状,只是在做心电图检查时,发现有异常。如有些老年人平时看起来很健康,可偶尔一次因为过度劳累或强烈的精神刺激,便突然发病倒地而死亡,这在医学上叫"猝死"。

心绞痛

主要是由于劳累或激动引发心肌暂时缺血,引起心前部或胸骨后剧烈疼痛,感觉呼吸困难、胸口憋闷。原因是冠状动脉狭窄明显,侧支循环较差,当心肌耗氧量大于其所能得到的血液供给时,临床上可引起心绞痛的症状。

心肌梗死

由于冠状动脉粥样斑块破溃、出血、水肿、血栓形成,或冠状动脉持久痉挛,造成冠状动脉完全堵塞,致使冠状动脉血流中断,心肌长时间严重缺血,导致心肌坏死,从而引起了剧烈的心痛症状,以及心电图和化验上的改变,形成具有一定特征的临床症候群。

心肌缺血

由于冠状动脉粥样硬化使原本光滑、通畅的血管变得狭窄,从而引起心肌供血不足。某些冠心病患者有时心肌缺血却无心绞痛等症状,可能是因为缺血时间短、程度轻、范围小,也可能与体内的痛觉感受系统、痛觉传导神经系统异常有关。而多支冠状动脉病变,往往由于心肌长期的慢性缺血、低氧,导致心肌弥漫性纤维化、心肌萎缩、心脏扩大,终致发生慢性心力衰竭或心律失常。

冠心病有几种类型?

冠心病根据冠状动脉病变的部位、范围、血管阻塞的程度以及心肌供血不足的发展速度、范围和程度的不同,可以分为五种类型。

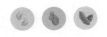

隐匿型冠心病

隐匿型冠心病又称为无症状性心肌缺血，是指患者无临床症状，但客观检查有心肌缺血表现的冠心病，也称无症状性冠心病。患者有冠状动脉粥样硬化，但病变较轻或有较好的侧支循环，或痛阈较高而无疼痛症状。这一类型的患者，心肌缺血的心电图表现可见于静息时，或仅在增加心脏负荷时才出现，常为动态心电图记录所发现。

心绞痛型冠心病

心绞痛是冠心病最常见的临床症状，是由于心肌耗氧量和供氧量暂时失去平衡而引起的。心绞痛既可因心肌耗氧量的暂时增加超出了已狭窄的冠状动脉供氧能力而发生，也可因冠状动脉痉挛导致心肌供氧不足而引起。

心绞痛型冠心病表现为胸部压迫窒息感、闷胀感、剧烈的烧灼样疼痛，一般疼痛持续1~5分钟，偶尔长达15分钟，可自行缓解；疼痛常放射至左肩、左臂前内侧直至小指与无名指；疼痛在心脏负担加重时（如体力活动增加、过度的精神刺激和受寒）出现，在休息或舌下含服硝酸甘油数分钟后即可消失；疼痛发作时，可伴有（也可不伴有）虚脱、出汗、呼吸短促、忧虑、心悸、恶心或头晕症状。

心肌梗死型冠心病

心肌梗死是指由于绝对性冠状动脉功能不全，伴有冠状动脉供血区的持续性缺血而导致的较大范围的心肌坏死。95%的心肌梗死局限于左心室一

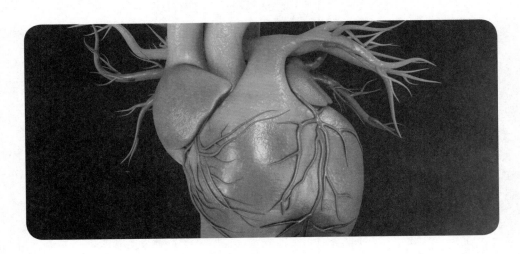

定范围，并大多累及心壁各层（透壁性梗死），少数病例仅累及心肌的心内膜下层（心内膜下梗死）。而心肌梗死型冠心病是指在冠状动脉病变的基础上，发生冠状动脉供血急剧减少或中断，使相应的心肌严重而持久地急性缺血导致心肌坏死。

心肌梗死型冠心病通常表现为突发胸骨后或心前区剧痛，向左肩、左臂或他处放射，且疼痛持续半小时以上，经休息和含服硝酸甘油不能缓解；呼吸短促、头晕、恶心、多汗、脉搏细微；皮肤湿冷、灰白，重病病容；有少部分患者的唯一表现是晕厥或休克。

缺血性心肌病型冠心病

缺血性心肌病型冠心病是由于长期心肌供血不足，心肌组织发生营养障碍和萎缩，或大面积心肌梗死后，纤维组织增生所致。其临床表现为心脏逐渐扩大、心律失常和心力衰竭，近年又称之为"缺血性心肌病"。

猝死型冠心病

冠状动脉性猝死较为常见，且多见于30～49岁的人，男性比女性多3.9倍。发病时常见以下两种情况：

在某种诱因作用下发作	如饮酒、劳累、吸烟、运动、争吵、斗殴等。患者可能突然昏倒在地、四肢抽搐、小便失禁，或突然发生呼吸困难、口吐泡沫、大汗淋漓，很快昏迷。且多见于中年人，男性多于女性。症状发作后有可能迅即死亡，或在数小时内死亡。
在夜间睡眠中发病	多在夜间睡眠时死亡，往往不被人察觉，所以多无目击者。猝死型心脏病是指患者心脏骤停的发生是由于在动脉粥样硬化的基础上，发生冠状动脉痉挛或栓塞，导致心肌急性缺血，造成局部电生理紊乱，引起暂时的严重心律失常所致。

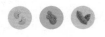

冠心病的相关检查有哪些？

冠心病主要是由于冠状动脉发生硬化，导致管腔狭窄引起心肌供血不足。临床上对冠心病的诊断有重要意义的检查有很多种，常见的主要有以下几种。

心电图

心电图是冠心病诊断中最早、最常用和最基本的诊断方法，心电图使用方便，易于普及，当患者病情变化时可及时捕捉其变化情况，并能连续动态观察和进行各种负荷试验，以提高其诊断敏感性。无论是心绞痛还是心肌梗死，都有其典型的心电图变化。

正常心电图上的每个心动周期中出现的波形，分别称为P波（心房激动）、QRS波（心室激动）和T波（激动后的恢复过程），心脏的病理情况一般都能在心电图上反映出来。冠心病由于冠状动脉的管腔狭窄或闭塞，引起血流量减少甚至中断，如果没有建立代偿的侧支循环，该动脉病变以下的供血区心肌就会发生缺血损伤，甚至坏死。供血障碍可引起心肌或传导组织的电生理变化，这样通过心电图就表现为心肌缺血、心肌梗死和心律失常等。

临床上有一种心电图负荷试验，是诊断冠心病最常用的非创伤性检查方法，通过增加心脏负担以激发心肌缺血。运动方式主要有分级平板运动或蹬车。

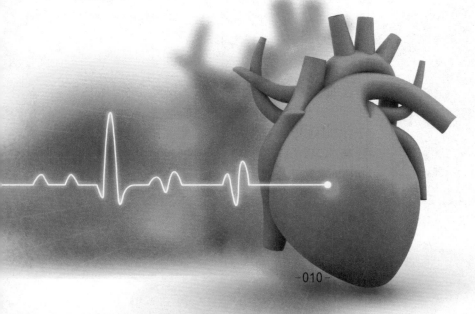

动态心电图

动态心电图是通过一个记录仪从患者体表连续记录24~48小时的心电活动，然后由电子计算机做快速阅读和分析心脏在活动和安静状态下心电图变化的一种方法。常规心电图只能记录静息状态短暂的数十次心动周期的波形，而动态心电图在24小时内可连续记录多达10万次的心电信号，可提高对非持续性异位心律，尤其是对一过性心律失常及短暂的心肌缺血发作的检出率，扩大了心电图临床应用的范围。

超声心动图

超声心动图是在雷达扫描技术和声反射的原理基础上发展起来的诊断方法。超声波是一种振动频率非常高的声波，一般在20000Hz（20kHz）以上，由于超声波所碰到的组织性质、器官大小形状不同，其反射波也不同，利用超声波的这种性质，可以看到心脏和血管变化的图形。目前，临床上已普遍应用彩色脉冲多普勒超声心动图，它可以显示出各种心脏疾病不同的组织学特征，能更形象地反映血流的动态变化，使诊断更加精确。

冠心病早期，超声心动图变化不明显，后期则可出现主动脉根部曲线上升迟缓、室壁节段性运动异常等变化。心肌梗死出现的变化，主要是室壁运动异常，通过对其定性、定量分析，可对心肌梗死进行定位和面积估计。此外，超声心动图对室壁瘤和乳头肌功能不全等冠心病并发症的诊断也有重要参考价值。

冠状动脉造影

冠状动脉造影是诊断冠状动脉粥样硬化的一种常用且有效的方法，是目前世界上公认的诊断冠心病的"金标准"，可以明确冠状动脉有无狭窄以及狭窄的部位、程度、范围等，并可据此指导进一步的治疗措施。

64 排螺旋 CT 冠状动脉成像

冠状动脉造影需要进行穿刺，属于有创检查，存在一定风险，某些患者从心理上难以接受。近年来快速发展起来的多层螺旋CT（MSCT）使得无创性冠状动脉的CT成像在冠心病诊断中得到广泛应用。冠状动脉CT成像是利用螺旋CT扫描经静脉注射造影剂后，再经过计算机处理重建得出的心脏冠状动脉成像的一种检查方法。其费用较低，无须住院，患者无明显不适感、无创伤，可同时清楚、准确、直观地显示心脏的结构、心肌的厚度及运动情况。因此，64排螺旋CT冠状动脉成像可作为冠心病的筛查手段，当发现明显斑块及狭窄或医生认为必要的其他情况时，再进行冠状动脉造影。同时也可及时发现无症状或发病前期的患者，为事前干预提供及时准确的依据。

心肌酶学检查

心肌酶学检查是指用生化方法检测心肌酶在血液中的含量，以此来测定心肌梗死的范围及判断预后。当心肌细胞出现不可逆转的损害时，细胞内的酶就会释放，通过静脉或心脏淋巴系统回流进入循环血液。心肌组织含酶量十分丰富，在急性心肌梗死时，血清中的某些酶系活性便增高。

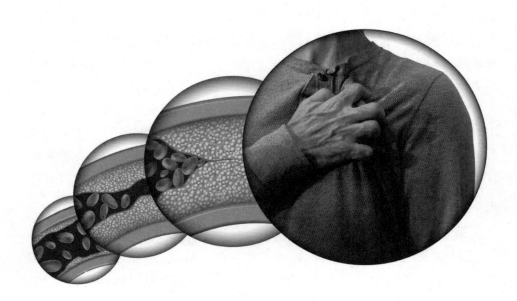

冠心病的主要危险因素

冠心病是目前非常常见的心血管疾病,时刻威胁着患者的生命,因此我们有必要了解冠心病的致病原因,做好防治。冠心病的主要危险因素从临床上来讲,可以分为可控危险因素和不可控危险因素。不可控因素主要跟患者的年龄、性别、遗传等相关,是没有办法改变的;可控危险因素包括血压升高、血脂异常、肥胖、缺少运动等。如果想要远离冠心病,我们就需要更多地关注冠心病的可控因素。

不可控危险因素

年龄

冠心病的发病率随年龄的增长而增高,程度也随年龄的增长而加重。有资料表明,自40岁开始,每增加10岁,冠心病的患病率增加1倍。男性50岁、女性60岁以后,冠状动脉硬化发展比较迅速,同样心肌梗死的危险也随着年龄的增长而增长。冠心病的发病率虽然随年龄的增长而增高,但起病则可能在青少年期。

性别

冠心病多发生在40岁以后,男性发病率比女性要高,男女患病比例约为2:1,但女性在绝经期之后发病率会迅速增加。

遗传因素

遗传因素对冠心病有较强的影响,若家族中有人患有冠心病,则后代就更容易患有心脏病。

可控危险因素

高血脂

高血脂是动脉粥样硬化最常见的诱因之一。血液中的三酰甘油、胆固醇及低密度脂蛋白过高，会在动脉的内表面沉积，形成脂质，血管中层的纤维组织增生和钙离子沉淀，从而引起动脉粥样硬化。血液内胆固醇含量 > 6.76mmol/L的患者，其冠心病发病率是胆固醇含量 < 5.2mmol/L者的5倍。

高血压

大量研究表明，高血压是诱发冠心病的主要危险因素之一，无论是收缩压还是舒张压的升高均会增加冠心病的发生风险，大约有60%的冠心病患者并高血压。而且随着血压的升高，冠心病的发病率和死亡率均呈上升趋势。

肥胖

因为肥胖会使糖耐量下降，引起糖代谢紊乱和血脂紊乱，因此肥胖患者发生冠心病的危险性是正常体重者的3~4倍。

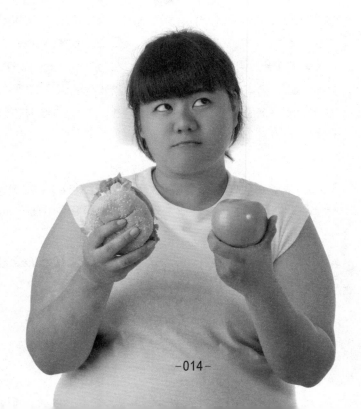

糖尿病

糖尿病同样是引起冠心病发病的高危因素之一。血糖的异常容易引起动脉粥样硬化，损害血管的内皮，容易引发冠心病。糖尿病患者的冠状动脉往往存在严重的狭窄或者多支血管的病变。

吸烟

吸烟不仅是导致冠心病的危险因素，而且是高危因素。一方面是因为香烟中的尼古丁作用于交感神经，会引起心跳加快、血压升高，促进血小板凝聚，增加血液黏稠度，容易堵塞冠状动脉。吸烟患者血液内一氧化碳含量高，会降低输送至心肌的氧气含量，导致动脉壁缺氧，使动脉壁水肿，触发动脉粥样硬化导致冠脉狭窄。另一方面，吸烟还会诱发冠状动脉痉挛，使冠状动脉中的血流减慢，导致心肌缺氧、缺血，诱发心绞痛反复发作，甚至导致急性心肌梗死。

吸烟者与不吸烟者相比，前者冠心病的发病率比后者高5～10倍，且前者易发生心肌梗死。

喝酒一般不会导致冠心病，适度少量喝酒有利于精神放松、活血化瘀，但长期大量饮酒则有可能导致冠心病。酒中含有大量乙醇，乙醇可以起到扩张血管、兴奋交感神经的作用，还能导致心率增快，诱发多种心律失常，由此加重心肌的耗氧量，导致冠状动脉发生不同程度的血管痉挛，加重心肌缺血、缺氧，诱发心绞痛或急性心肌梗死等。

精神因素

持久的精神压力是公认的冠心病致病因素之一。易怒、忧虑、多思者与文静、坦然、爽朗者相比，前者冠心病的发病率高1.0～4.6倍。脑力劳动者、经常从事有紧迫感的工作的人较易患病。

诱发冠心病的危险因素中以高血压、糖尿病、高血脂、肥胖、吸烟为主要危险因素。

冠心病重在预防

冠心病的分级预防

冠心病的预防分为两个方面，即原发性预防和继发性预防。

原发性预防

原发性预防也叫一级预防，是指患者没有发生冠心病，身体却存在多种危险因素，如高血压、糖尿病、高血脂、肥胖、运动过少、吸烟、酗酒等。要对这些高危因素进行控制，综合治疗。例如，高血压患者需要积极控制血压；糖尿病患者要积极进行降糖治疗；吸烟、饮酒患者，需要戒烟戒酒；营养膳食，避免体重超重；避免精神紧张和情绪激动等。

继发性预防

继发性预防也叫二级预防，是指对已患冠心病者进行早期诊断和早期治疗，控制疾病的发展，预防出现各种并发症，使之更好地康复。对于已患有冠心病者，主要采取积极措施防止动脉粥样硬化的加重，如抗血小板聚集药物、降脂稳斑药物、控制心室率药物等，以及避免诱发冠心病的各种因素，如过度劳累、饱餐、大量饮酒、精神紧张、情绪激动、突然的寒冷刺激等。对有症状者，应进行积极治疗，控制心绞痛的发作频率和持续时间，积极防治高危因素，改善远期预后。

冠心病预防措施

健康饮食

健康的饮食原则对一般人群是提倡的，对于冠心病患者尤为重要。冠心病患者应严格坚持科学、健康的饮食原则。

冠心病患者应严格坚持科学、健康的饮食原则

- 饮食有规律，荤素搭配合理，不可过饥或过饱；

- 膳食清淡少盐，每日进食的盐量应控制在 5 克以下；

- 食物多样，谷类为主，多吃一些富含膳食纤维的食物；

- 多食富含维生素 C 的新鲜蔬菜、水果；

- 常吃奶类、豆类及豆制品，适量吃瘦肉；

- 少吃含饱和脂肪酸和高胆固醇的食物，如肥肉、动物油、蛋黄、动物内脏等，不吃或少吃油炸食品；

- 减少胆固醇的摄入，每日摄入量不要超过 300 毫克；

- 少吃或不吃蔗糖、葡萄糖等糖类食品，体重维持标准水平，限制摄入的总热量；

- 限制饮酒，每日饮啤酒量不应超过 500 毫升、葡萄酒不应超过 150 毫升，最好不喝白酒。

适当运动

运动过少容易引起体重增加以及血脂异常，会导致冠状动脉粥样硬化。经常运动对于改善心血管功能、控制体重、降低血脂水平等都有积极意义。因此，平时进行适当运动，能够预防冠心病。建议平时采取规律的有氧运动，可以选择散步、慢跑、打太极拳、打乒乓球、游泳、登山等。

保持良好的心态

情绪是引起冠心病的独立危险因素，焦虑、抑郁等不良情绪会加重冠心病的发病率，对于患有冠心病的患者来说，不良的情绪会加重病情，如情绪上出现剧烈波动，导致交感神经兴奋，血压会快速升高，心率也会增快，此时心肌的收缩力会增强，这样就会使心肌的耗氧量明显增加，诱发缺血，可能还会导致血管的收缩等，这时血液的黏稠度就会增加，容易诱发心肌梗死、心绞痛，甚至猝死。由此可见，保持健康、良好的心理状态，对预防心血管疾病极为重要。

养成良好的生活习惯

冠心病的发生与平时的生活习惯密切相关，因此，平时养成良好的生活习惯对于预防冠心病是非常重要的。

早睡早起	早睡早起，避免熬夜工作，避免过度体力劳动或突然用力，饭后不宜立即运动。
戒烟	有关研究结果表明，30～49岁的男性中，吸烟者比不吸烟者的冠心病发病率高3倍。
少酒	酗酒不仅会加重心脏负担，还会导致心律失常，酗酒成性的人会引起脂肪代谢紊乱，导致动脉硬化的形成。
改善生活环境	生活环境的好坏，对人体健康的影响较大，长期生活在污染严重的地方，可能诱发或加重多种疾病，包括冠心病，甚至影响人的寿命。因此，应努力改善居住环境，尽量防止各种污染。

标本兼治，中医治疗冠心病

中医学对冠心病的认识

冠心病在中医学属于"胸痹心痛"的范畴。胸痹心痛是指以胸痛憋闷、心悸气短为主要症状的一种心系疾病。轻者胸闷或胸部隐痛，发作短暂；重者心痛彻骨，背痛彻心，喘息不得卧，疼痛迁延至左肩或左臂内侧。中医学认为，冠心病属于心脏与营养心脏之脉络的疾病，其发病原因是多方面的，又与整个机体变化有密切关系，主要是由于年老体衰、正气亏虚、脏腑功能损伤、阴阳气血失调等，加上七情内伤、饮食不节、寒冷刺激、劳逸失度等因素的影响，导致气滞血瘀、胸阳不振、痰浊内生，使心脉痹阻而致病。其中，脏腑经络气血功能失调，人体阴平阳秘的平衡被破坏，是发病的内在原因。

中医学对冠心病病因的认识

中医学对于冠心病有较多的研究，对其发病机制、临床分型、诊断和治疗均有诸多阐述。中医学认为，冠心病的发生与脏腑亏虚、饮食失节、情志失调、劳累过度等因素有关。

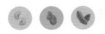

脏腑亏虚

冠心病病位在心，在心、肝、脾、肺、肾等脏器的衰弱、功能失调的基础上，兼夹痰浊、气滞、血瘀、寒凝等致病因素，导致气血津液运行失常，痰浊或瘀血一旦形成，上犯心胸，痹阻心络脉而发本病。

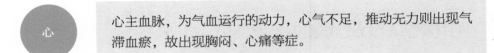

| 心 | 心主血脉，为气血运行的动力，心气不足，推动无力则出现气滞血瘀，故出现胸闷、心痛等症。 |

| 肝 | 肝藏血，属木，主疏泄条达。若肝之阴血亏虚，可致心之阴血亏虚；若肝失条达，肝气郁结，可致心血运行滞涩，进而引发心痛。 |

| 脾 | 脾为后天之本，主运化，如过食油腻肥厚的食物，损伤脾胃，以致运化失常，变生痰浊脂液，气血运行受阻，致使气结血凝而发生胸痛。 |

| 肺 | 肺主气，司呼吸，主肃降。若肺气虚或肃降失常，从而影响营养心脏之脉络气机郁滞而致血瘀，则发生本病。 |

| 肾 | 肾为先天之本，真阴、真阳所在之处，为机体气化之根本。若肾阳虚，则不能温煦脾阳而运化无能，导致营血虚少，脉道不充，血液流行不畅，以致心失所养；肾阴虚则不能滋养其他内脏之阴，阴虚火旺，热灼津液为痰，痰热上犯于心而发病。 |

寒邪侵袭

人生于天地之间，自然气候的变化与人体息息相关，外界气温的变化必然影响人体。因气血在体内循行是热则流畅、寒则凝滞，因而寒邪侵袭人体，必定影响经脉气血运行，寒邪凝聚于胸中，心中阳气不足，以致心脉不通，不通则痛。因此胸痛好发于冬季。

饮食失调

饮食过饱，或饮食不规律，或经常吃肥甘厚腻之物等，损伤脾胃之气，助湿生热，热耗津液，导致心脾气虚，运化失常，转化为痰浊脂液，气血往来受阻，致使气结血凝而发生胸痛。

情志失调

七情（喜、怒、忧、思、悲、恐、惊）内伤，情志郁结，导致气血失和，血行不畅，气为血帅，气滞则血瘀，心脉运行不畅，以致心脉痹阻引发心痛。

劳累过度

过度的体力劳动或脑力劳动皆耗伤元气，以致心气亏虚，运血无力，心脉失养而引发冠心病。

综上所述，冠心病以心、肾、肝脾诸脏功能失调及气血阴阳虚衰为本，气滞、血瘀、痰浊、寒凝为标。本虚标实，心脉痹阻导致冠心病的发生，而劳累、情绪激动、饮食失调、受寒等则为本病之诱发因素，均可导致冠心病的发作或加重。

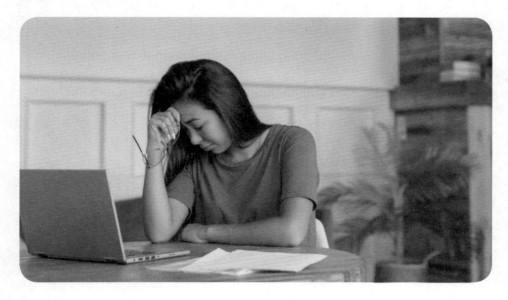

中医辨证分型治疗冠心病

痰浊痹阻型

◎ 症状表现

胸闷重而心痛微，痰多气短，肢体沉重，形体肥胖，伴有倦怠乏力，纳呆便溏，咯吐痰涎。舌体胖大且边有齿痕，苔浊腻或白滑，脉滑。

◎ 治疗方法

通阳泄浊，豁痰宣痹。

◎ 方药

栝蒌薤白半夏汤加减

组成：栝蒌12克，薤白12克，法半夏10克，枳实12克，石菖蒲12克，桂枝10克，干姜10克，细辛3克。

加减：若痰蕴化热，咳痰黏稠、色黄，大便干，苔黄腻，脉滑数者，加黄连10克、天竺黄12克、竹茹12克，以清热化痰；若痰阻气机、气滞血瘀、胸部刺痛、舌紫暗者，加郁金12克、川芎12克、丹参15克，以理气活血、化瘀通脉；若痰扰清窍、眩晕、肢体麻木者，加天麻15克、竹茹12克，以祛痰息风定眩。

胸阳痹阻型

◎ 症状表现

心胸疼痛，痛连肩背，胸痛彻背，背痛彻心，每受寒后诱发，心悸气短，胸中闷塞。舌苔腻或黄腻，脉沉滑，结代或弦滑。

◎ 治疗方法

温通胸阳，行气活血。

◎ 方药

栝蒌薤白桂枝汤加味

组成：栝蒌15克，薤白5克，半夏10克，橘皮5克，枳壳5克，茯苓15克，桂枝3克，厚朴5克。

加减：若胸痹不得卧、心痛彻背者，加重半夏至15克。

心血瘀阻型

◎ 症状表现

心胸疼痛，心痛如刺如绞，痛有定处，入夜为甚，甚则心痛彻背，背痛彻心，或痛引肩背，伴有胸闷，日久不愈，可因暴怒、劳累加剧。舌质紫暗，舌有瘀斑、苔薄，脉涩或结代。

◎ 治疗方法

活血化瘀，通脉止痛。

◎ 方药

血府逐瘀汤合失笑散加减

组成：桃仁12克，红花12克，川芎10克，赤芍12克，当归12克，生地黄12克，牛膝12克，柴胡6克，枳壳6克，桔梗3克，甘草3克，蒲黄10克（包煎），五灵脂12克（包煎）。

加减：兼气滞胁胀、喜叹息者，加香附12克、檀香5克，以理气止痛；兼气虚、动则痛甚者，加黄芪30克、党参12克、白术12克，以补中益气；若瘀血甚者，胸痛剧烈者，加乳香10克、没药10克、延胡索12克、降香10克、丹参12克，以加强活血止痛的作用。

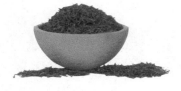
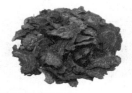

心肾阳虚型

◎ 症状表现

心悸而痛，胸闷气短，动则而甚，自汗，面色㿠白，神倦怯寒，四肢欠温或肿胀，舌质淡胖，边有齿痕，苔白或腻，脉沉细迟。

◎ 治疗方法

补肾助阳，温补阳气，振奋心阳，温通心脉。

◎ 方药

参附汤和桂枝甘草汤加减

组成：党参15克，附子10克（先煎），桂枝10克，干姜10克，炒白术12克，炙甘草6克。

加减：若心痛较剧者，加蜀椒1克、荜拨10克、细辛3克、赤石脂12克、乳香10克、没药10克，以温阳散寒、理气活血；若水肿、喘促心悸者，加茯苓30克、猪苓15克、益母草15克、泽泻10克，以活血利水消肿；若四肢厥冷者，宜用四逆加人参汤（附子、干姜、甘草、人参），以温阳益气、回阳救逆。

气阴两虚型

◎ 症状表现

心胸痛，劳累后更甚，心悸气短，神疲乏力，自汗，口干少津，舌质绛红、边有齿印、少苔或无苔，脉弦细无力或结代。

◎ 治疗方法

补气养阴，活血通脉。

◎ 方药

保元汤加减

组成：黄芪15克，党参10克，山药15克，炒白术12克，茯苓15克，炙甘草3克，生姜3克。

加减：若唇舌紫暗者，加丹参12克、当归12克，以活血通脉；若心阴不足、口渴咽干、心烦失眠者，加酸枣仁30克、麦冬15克、玉竹12克、黄精12克，以益气养阴；若心火上扰、心悸心烦、失眠多梦、口舌生疮者，加黄连10克、炒栀子10克、菊花10克，以清心宁神。

阳气欲脱

◎ 症状表现

心痛短气，盗汗淋漓，四肢阙冷，面色苍白，口唇指甲青紫，舌淡苔白，脉沉细欲绝或结代。

◎ 治疗方法

补气固脱，回阳救逆。

◎ 方药

参附汤加减

组成：人参10克，炮附子10克，磁石15克，牡蛎15克，炙甘草10克，肉桂3克，黄芪15克，五味子5克。

加减：如肾阳虚冷、阴火上炎，症见汗出肢冷、面色青紫、咳喘倚息、咯血，加沉香6克、三七木3克，并调服黑锡丹（黑锡、硫黄、川楝子、胡芦巴、炮附子、肉豆蔻、阳起石、沉香、炒茴香、肉桂、木香、补骨脂）。

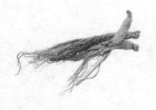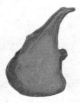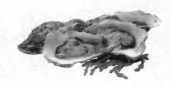

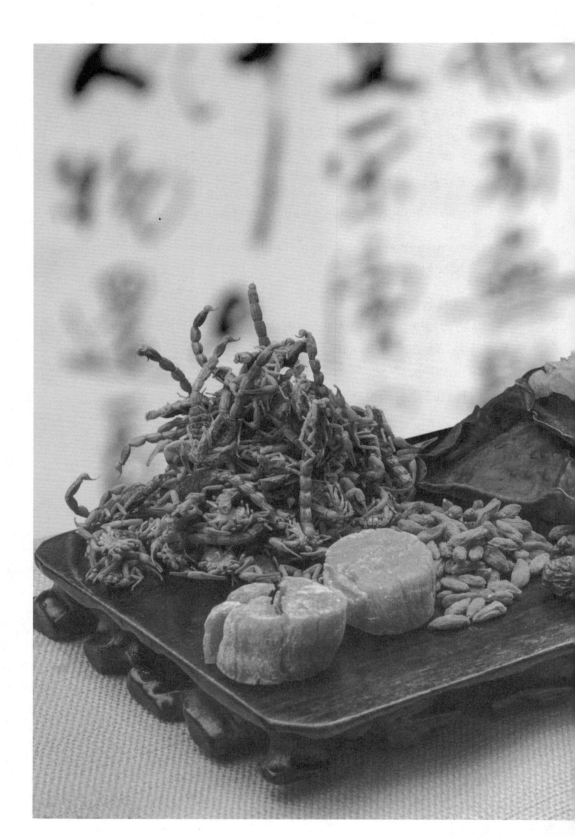

第 2 章
40 种中草药妙方巧治冠心病

中医药文化是我国传统文化的重要组成部分，为我国人民的健康做出了重要贡献。中草药是中医预防和治疗疾病所使用的独特药物，它品种繁多、功效广泛、不良反应较小，其中很多中草药在冠心病的防治上已取得了良好的疗效。

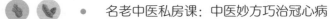

丹参

◎ **性味归经：** 味苦，性凉。归心、肝经。

◎ **功效主治：** 丹参具有活血调经、祛瘀止痛、凉血消痈、宁心安神等功效，可用治月经失调、胸腹刺痛、风湿痹痛等。丹参具有活血化瘀的功效，能增加冠状动脉的供血，降低血液黏稠度，使心肌的供血供氧增加，从而用于冠心病、心绞痛、心肌梗死等疾病的治疗。

◎ **注意事项：** 无血瘀者，或脾虚大便溏者，宜慎服。反藜芦。

黄连

◎ **性味归经：** 味苦，性寒。归心、脾、胃、大肠经。

◎ **功效主治：** 黄连具有清热燥湿、泻火解毒的功效，可用治湿热内蕴导致的呕吐、泻痢及温病高热、口渴烦躁、血热妄行等。黄连是清热泻火作用较强的药物，对治疗心律失常及高血压引起的失眠、头痛等症有显著疗效，还可以缓解心律失常，能预防心血管疾病。

◎ **注意事项：** 本品苦寒，过服久服易伤脾胃，脾胃虚寒者忌用。

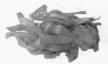

玉竹

◎ **性味归经：** 味甘，性微寒。归肺、胃经。

◎ **功效主治：** 玉竹药性甘润，能滋心肺之阴、清热润燥，主治热病阴伤、咳嗽烦渴、虚劳发热、消谷易饥等。玉竹还可加强心肌收缩力，提高心肌抗缺氧能力，抗心肌缺血。

◎ **注意事项：** 脾虚便溏、痰湿内蕴者不宜服用。

当归

◎ **性味归经：** 味甘、辛，性温。归肝、心、脾经。

◎ **功效主治：** 当归有补血调经、活血止痛等功效，是补血之圣药，可用治面色萎黄、头昏头晕、失眠、月经失调等。当归能补气血，体虚的冠心病患者可以用来改善体虚症状，但是不要食用过多。

◎ **注意事项：** 湿盛中满、大便泄泻者忌用。

葛根

◎ **性味归经：** 性平，味甘、辛。归脾、胃经。

◎ **功效主治：** 葛根具有解肌退热、生津止渴、升阳止泻的功效，可用治外感发热头痛及高血压颈项强痛，中气下陷导致的腹痛、腹泻、麻疹等。葛根含有总黄酮和葛根素，能够扩张血管，改善微循环，从而治疗心肌梗死、心肌缺血、心律失常、高血压和动脉硬化等疾病。

◎ **注意事项：** 脾胃虚寒者慎用。

陈皮

◎ **性味归经：** 性温，味辛、苦。归脾、肺经。

◎ **功效主治：** 陈皮有理气健脾、燥湿化痰、和胃止呕的功效，可用治胸膈痞满、消化不良、恶心呕吐、脘腹胀满、咳嗽、咳痰等。陈皮煎剂、醇提取物及橙皮苷有兴奋作用，能扩张冠状动脉，增加冠状动脉血流量，并能使心率减慢、血压降低。

◎ **注意事项：** 内有实热者忌用。

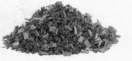

益母草

◎ **性味归经：** 性微寒，味微苦、辛。归肝、心、肾经。

◎ **功效主治：** 益母草具有活血调经、利水消肿、清热解毒、祛瘀止痛的功效，有一定的防止血栓形成、促进血液循环的作用，对冠心病的防治有一定的效果。

◎ **注意事项：** 无瘀滞及阴虚血少者忌用。

蒲黄

◎ **性味归经：** 性平，味甘。归肝、心经。

◎ **功效主治：** 蒲黄有止血、化瘀、利尿的功效，可用治吐血、鼻出血、便血、崩漏、闭经腹痛、产后瘀痛、痛经等。同时还具有降脂、防治动脉粥样硬化的作用，可用于冠心病、心绞痛的治疗。

◎ **注意事项：** 劳伤发热、阴虚内热、无瘀血者忌用。孕妇慎用。

降香

◎ **性味归经：** 性温，味辛。归心、肝、脾经。

◎ **功效主治：** 降香有行气活血、止痛止血的功效，可用治脘腹疼痛、肝郁胁痛、胸痹刺痛、瘀肿疼痛、外伤出血等。降香还有理气化瘀的作用，常用来治疗冠心病引起的心绞痛，也可与其他具有活血作用的药物联合使用。

◎ **注意事项：** 痈疽溃后，诸疮脓多者及阴虚火盛者不宜用。

甘草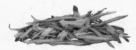

◎ **性味归经：** 性平，味甘。归肺、脾经。

◎ **功效主治：** 甘草具有补脾益气、祛痰止咳、调和诸药的功效，可用治脾胃虚弱、倦怠无力、大便溏薄、乏力发热等。炙甘草提取液对乌头碱诱发的心律失常有明显的对抗作用，甘草甜素有防治动脉粥样硬化的作用。

◎ **注意事项：** 本品有助湿壅气之弊，湿盛胀满、水肿者不宜用。

肉桂

◎ **性味归经：** 性大热，味辛、甘。归肾、脾、肝经。

◎ **功效主治：** 肉桂有发汗解肌、温经通脉、助阳化气等功效，可用治畏寒肢冷、脘腹冷痛、食少溏泄、阳痿、宫冷、痛经、闭经等。肉桂能使舒张压得到充分提高，促进心脏侧支循坏开放，改变血流供应，对心肌起到保护作用。

◎ **注意事项：** 阴虚火旺、有出血症状者及孕妇忌用。畏赤石脂。

羌活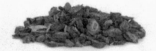

◎ **性味归经：** 性温，味辛、苦。归膀胱、肾经。

◎ **功效主治：** 羌活有解表散寒、祛风胜湿、除痹止痛、舒筋解挛等功效，可用治风湿、肢体酸痛、头痛项强、破伤风等。羌活挥发油能够加强心肌营养性血流量，从而改善心肌缺血，还能扩张脑血管，增加脑血流量。

◎ **注意事项：** 阴血亏虚者慎用。脾胃虚弱者忌用。

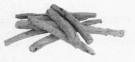

◎ **性味归经：** 性平，味甘。归脾、肺经。

◎ **功效主治：** 党参具有健脾益肺、养血生津的功效，可用治体虚倦怠、咳嗽气促、面色萎黄、乏力、头晕、心悸、大便溏稀等。党参能显著改善心功能，对垂体后叶素引起的心肌缺血有明显保护作用。党参对血压有双向调节作用，同时有降压和升压的效果。

◎ **注意事项：** 不宜与藜芦同用。

 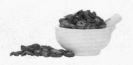

◎ **性味归经：** 性微温，味酸、甘。归脾、胃、肝经。

◎ **功效主治：** 山楂有消食化积、行气散瘀的功效，可用治肉食积滞不化、脘腹胀满、痢疾、泄泻、痛经、产后瘀血腹痛、高脂血症等。山楂中含有脂肪酸，能够促进脂肪消化，降低血脂，预防和减轻动脉粥样硬化。

◎ **注意事项：** 气虚便溏、脾虚者忌用。孕妇慎用。

◎ **性味归经：** 性温，味甘、微苦。归肝、胃经。

◎ **功效主治：** 三七具有散瘀止血、消肿定痛的功效，主要用于治疗多种出血症，如咳血、吐血、跌打损伤出血等。因三七有化瘀之功效，对冠心病心绞痛、缺血性脑血管病、脑出血后遗症等，均有较好疗效。

◎ **注意事项：** 过敏体质者以及孕妇慎用。

◎ **性味归经：** 性寒，味苦。归心、肺、肾、大肠经。

◎ **功效主治：** 苦参具有清热燥湿、祛风杀虫、利尿的功效，可用治热痢、便血、黄疸尿闭、赤白带下、阴肿阴痒、湿疹、皮肤瘙痒等。苦参对心脏有明显的抑制作用，能有效降低心率，具有治疗心律失常的作用。

◎ **注意事项：** 脾胃虚寒者忌用。反藜芦。

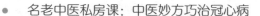

鸡血藤

◎ **性味归经：** 性温，味苦、微甘。归肝、肾经。

◎ **功效主治：** 鸡血藤有行血补血、调经、舒筋活络的功效，可用治月经不调、风湿痹痛、手足麻木、肢体瘫痪、血虚萎黄等。鸡血藤提取物具有抗氧化、强化血管壁、促进肠胃消化、降低血管脂肪、增加身体抵抗力，并防止动脉硬化、血栓形成的作用。

◎ **注意事项：** 阴虚火亢者慎用。

西洋参

◎ **性味归经：** 性凉，味甘、微苦。归肺、心、肾、脾经。

◎ **功效主治：** 西洋参具有补气养阴、清热生津的功效，可用治神疲乏力、气短息促、自汗、津伤口渴等。西洋参对冠心病患者有辅助治疗的效果，经常服用西洋参可以抗心律失常、心肌缺血、心肌氧化，还能有效消除疲劳、增强记忆力。

◎ **注意事项：** 不宜与藜芦同用。

延胡索

◎ **性味归经：** 性温，味苦、微辛。归肝、胃经。

◎ **功效主治：** 延胡索具有理气止痛、活血散瘀的功效，可以用治胸痹心痛、腰痛、筋骨痛、痛经、产后瘀痛、跌打损伤等。延胡索还可抑制心肌收缩力，增加冠状动脉血流量，所含的延胡索素有止痛功效，可有效缓解胸肋胀痛。

◎ **注意事项：** 体虚者慎用。孕妇忌用。

半夏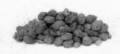

◎ **性味归经：** 性温，味辛。有毒。归脾、胃经。

◎ **功效主治：** 半夏有燥湿化痰、降逆止呕、消痞散结等功效，常用治半身不遂、口眼㖞斜等。半夏与栝蒌、薤白同用，可明显缓解冠心病症状，改善心肌缺血。

◎ **注意事项：** 阴虚燥咳、津伤口渴、出血症及燥痰者忌用。

人参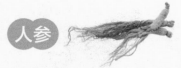

◎ **性味归经：** 性温，味甘、微苦。归肺、脾经。

◎ **功效主治：** 人参有大补元气、补脾益肺、复脉固脱、生津养血等功效，为治疗虚劳内伤的第一要药。人参及人参皂苷能增强心肌收缩力，降低心肌耗氧量，增加心排血量和冠状动脉血流量，提高抗氧能力。

◎ **注意事项：** 不宜与藜芦、茶同服。

附子

◎ **性味归经：** 性热，味辛、甘。有毒。归心、肾、脾经。

◎ **功效主治：** 附子具有回阳救逆、补火助阳、散寒止痛的功效，可用治肢冷脉微、心腹冷痛、阴寒水肿等。附子正丁醇提取物、乙醇提取物及水提物能对抗乌头碱所致的心率失常。

◎ **注意事项：** 孕妇及阴虚阳亢者忌用；生品外用，内服须炮制；反半夏、栝蒌、贝母、白蔹、白及。

冬虫夏草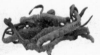

◎ **性味归经：** 性温，味甘。归肺、肾经。

◎ **功效主治：** 冬虫夏草有补肾益肺、止血化痰、止咳定喘的功效，可用治腰膝酸痛、畏寒肢冷、阳痿、遗精滑精等。冬虫夏草能明显降低胆固醇、三酰甘油的浓度，升高高密度脂蛋白的浓度，可以抑制血小板的凝结，降低血液的黏滞度，保持血液流畅。

◎ **注意事项：** 有表邪者忌用。

灵芝

◎ **性味归经：** 性平，味甘。归心、肺、脾经。

◎ **功效主治：** 灵芝有补气安神、滋肝健脾、补肺益气、止咳平喘的功效，常用于气血不足、脏腑失养所致的各种虚弱病症。灵芝的有效成分能够降低血液黏度，控制血小板聚集，增加心肌收缩力，降低血脂和抗动脉粥样硬化，还能降低血糖。

◎ **注意事项：** 皮肤瘙痒者忌用。

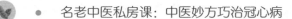

◎ **性味归经：** 性微温，味苦、甘、涩。归肝、肾经。

◎ **功效主治：** 何首乌可以用治肝肾精亏所致的眩晕耳鸣、腰膝酸软、遗精、须发早白等。生何首乌能解毒、润肠通便。何首乌中的卵磷脂能增强心肌收缩力，尤其对疲劳心脏有良好的强心作用；制何首乌还具有一定的降脂功效。

◎ **注意事项：** 大便溏泄及痰湿较重者忌用。

◎ **性味归经：** 性平，味甘。归脾、肺、肾经。

◎ **功效主治：** 黄精具有补气养阴、健脾、益肾填精的功效，可以用治干咳少痰、困倦乏力、早衰、头晕、腰膝酸软等。黄精中所含的多种化学物质能使冠状动脉血管中血流量明显增加，对血压有双向调节作用，并能改善微循环。

◎ **注意事项：** 腹部胀满、脾虚有湿或体质虚寒腹泻的人忌用。

◎ **性味归经：** 性微温，味酸。归肝、肾经。

◎ **功效主治：** 山茱萸有补益肝肾、收敛固涩的功效，可用治眩晕耳鸣、腰膝酸痛、阳痿遗精、遗尿尿频、崩漏带下、大汗虚脱等。山茱萸有很好的强心功效，对心律失常和心脏异常收缩的情况都有很好的缓解作用。

◎ **注意事项：** 有湿热、小便淋涩者忌用。

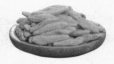

◎ **性味归经：** 性寒，味甘、微苦。归胃、肺、心经。

◎ **功效主治：** 麦冬具有养阴生津、润肺清心的功效，可以用治舌干口渴、胃痛、食欲不振、干咳痰少、心烦、失眠多梦等。麦冬有强心作用，也可以缓解心绞痛、胸闷，还有降血糖的作用。

◎ **注意事项：** 凡脾胃虚寒泄泻、胃有痰饮湿浊及暴感风寒咳嗽者均忌用。

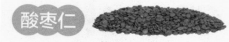

酸枣仁

◎ **性味归经:** 性平，味甘、酸。归肝、胆、心经。

◎ **功效主治:** 酸枣仁有养心益肝、安神、敛汗的功效，可用治心悸、失眠、健忘、多梦、眩晕、自汗、盗汗等。酸枣仁提取物具有明显的降血压、降血脂、防治动脉粥样硬化的作用，可改善心肌缺血，保护心肌。

◎ **注意事项:** 内有实邪郁火及肾虚滑泄梦遗者慎用。

桃仁

◎ **性味归经:** 性平，味苦、甘。有小毒。归心、肝、大肠经。

◎ **功效主治:** 桃仁有活血祛瘀、润肠通便、止咳平喘的功效，可用治闭经、痛经、癥块、跌打损伤、肠燥便秘等。桃仁能降低冠状动脉阻力，减少心肌耗氧量及降低氧利用率，生桃仁、山桃仁有显著的抗凝血和抗血栓作用。

◎ **注意事项:** 孕妇忌用。便溏者慎用。

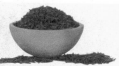

红花

◎ **性味归经:** 性温，味辛。归心、肝经。

◎ **功效主治:** 红花有活血通经、祛瘀止痛、化滞消斑的功效，是活血化瘀之良药，可用治血滞经闭、痛经、产后瘀滞腹痛、胸痹心痛、跌打损伤等。红花有轻度兴奋心脏、降低冠状动脉阻力、增加冠状动脉血流量的作用。

◎ **注意事项:** 孕妇忌用。有出血倾向者慎用。

郁金

◎ **性味归经:** 性寒，味辛、苦。归肝、胆、心经。

◎ **功效主治:** 郁金有活血止痛、行气解郁、清心凉血等功效，可用治胸胁脘腹疼痛、热病神昏、闭经、血淋、尿血等。郁金既能活血又能行气，对治疗因气滞血瘀导致的各种病痛尤其有效，临床上多用于治疗心绞痛、胸闷等症。

◎ **注意事项:** 孕妇慎用。不宜与丁香共用。

黄芪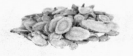

◎ **性味归经：** 性微温，味甘。归脾、肺经。

◎ **功效主治：** 黄芪具有补气固表、利尿消肿、敛疮生肌等功效，可用治脾胃气虚、气短、反复感冒、水肿、小便不利等。黄芪对血压有双向调节作用，可升压和降压。黄芪多糖可缩小心肌缺血范围，减轻缺血心肌的损伤。

◎ **注意事项：** 表实邪盛、气滞湿阻、食积停滞等不宜使用。

茯苓

◎ **性味归经：** 性平，味甘、淡。归心、脾、肾经。

◎ **功效主治：** 茯苓有利水消肿、渗湿、健脾、宁心的功效，可用治便溏或泄泻、食少、倦怠、心神不宁、惊悸失眠、眩晕等。茯苓的有效成分可以利尿、增加心肌收缩力，还可以辅助降糖。

◎ **注意事项：** 虚寒精滑者忌用。

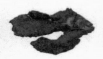生地黄

◎ **性味归经：** 性凉，味甘、微苦。归心、肝、肾经。

◎ **功效主治：** 生地黄具有滋阴润燥、清热凉血的功效，可用治五心烦热、阴虚内热、骨蒸劳热、舌绛烦渴、斑疹吐衄、月经失调、胎动不安等。生地黄有助于改善心脏输出量，增强心脏收缩功能，对治疗心衰有一定的作用。

◎ **注意事项：** 脾虚湿滞、腹满便溏者不宜使用。

炒枳壳

◎ **性味归经：** 性微寒，味苦。归脾、肺、肝经。

◎ **功效主治：** 炒枳壳具有理气宽中、化痰消积的功效。临床中常用于治疗胸隔痞满、胁肋胀痛、痰滞咳嗽、食积不化、脘腹胀满等疾病。炒枳壳还有化痰消痞的作用，可以用于冠心病和心绞痛的治疗。

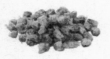

◎ **性味归经：** 性凉，味甘、苦。归肝、肺经。

◎ **功效主治：** 菊花可疏散风热、清肝明目、清热解毒，主治风热感冒、发热头疼等。菊花煎剂或水提醇沉制剂对实验性冠状动脉粥样硬化有明显扩张冠状动脉及增加冠状动脉流量的作用。

◎ **注意事项：** 脾胃虚寒者慎用。

◎ **性味归经：** 性温，味辛、甘。归心、肺、膀胱经。

◎ **功效主治：** 桂枝具有发汗解肌、温通经脉、助阳化气等作用，能够助心阳、通血脉、止悸动，可以治疗心阳不振，不能宣通血脉而表现的心动悸、脉结代。

◎ **注意事项：** 体质偏热的人群、孕妇不宜使用。

◎ **性味归经：** 性微寒，味苦、酸。归肝、脾经。

◎ **功效主治：** 白芍有养血柔肝、缓中止痛、敛阴收汗的作用，常用治胸腹胁肋疼痛、泻痢腹痛、自汗盗汗、阴虚发热等。还有助于扩张冠状动脉，从而降低血压，预防心血管疾病。

◎ **注意事项：** 不宜和藜芦同用，阳衰虚寒之证不宜使用。

◎ **性味归经：** 性温，味辛。归肝、胆、心包经。

◎ **功效主治：** 川芎有活血祛瘀、行气开郁、祛风止痛的作用，是治疗头痛之首选药物，亦可治疗月经不调、胸胁疼痛、头痛眩晕、风寒湿痹等症。川芎有非常明显的改善心肌供血的作用。

◎ **注意事项：** 阴虚火旺和上盛下虚的人不宜使用。

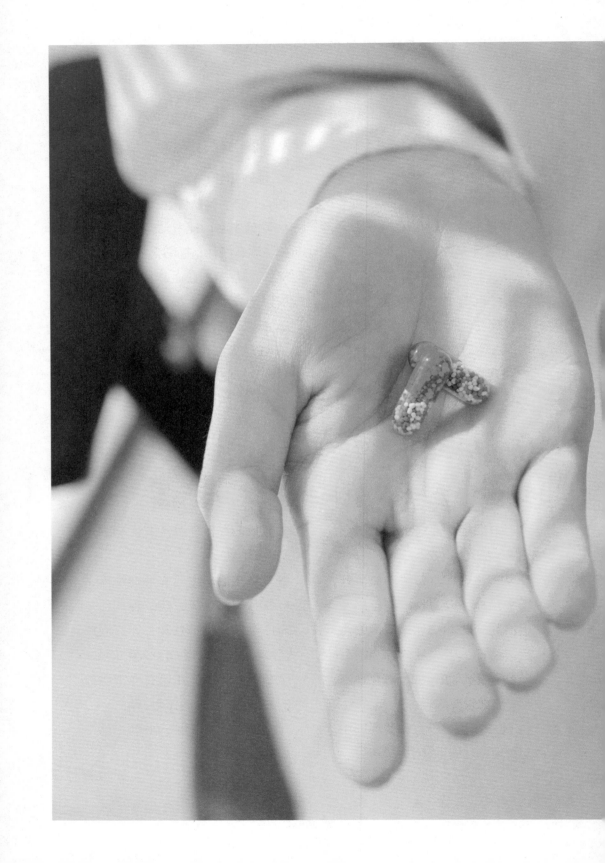

第3章
温阳振衰颗粒和护心通络方

中药是我国医药文化的瑰宝，对防治疾病具有很重要的作用。中医结合中药材的四气五味、君臣佐使、正治反治等组成方剂，制成中成药，以治疗和辅助治疗冠心病。

速效救心丸

◎ **主要成分**

川芎、冰片。

◎ **功能**

行气活血，祛瘀止痛，增加冠脉血流量，缓解心绞痛。

◎ **主治**

用于气滞血瘀型冠心病，心绞痛。

◎ **用法用量**

含服。一次 4~6 粒，一日 3 次；急性发作时，一次 10~15 粒；或遵医嘱。

◎ **注意事项**

对本品及所含成分过敏者禁用。孕妇禁用。过敏体质者慎用。

护心通络方

◎ **主要成分**

丹参、三七、西洋参等。

◎ **功能**

活血通络，养心护脑。

◎ **主治**

适用于中老年及亚健康人群，用于防治心脑血管疾病。

◎ **用法与用量**

口服。温开水送服，每次 10g，每日 2 次。

◎ **注意事项**

孕妇、月经过多、急性出血性疾病患者慎用。

温阳振衰颗粒

◎ **主要成分**

附子、红参、干姜、茯苓、甘草、五味子等。

◎ **功能**

温阳益气，固阳化阴。

◎ **主治**

用于阴阳两虚、水泛瘀阻所致的胸痹、心力衰竭，症见心痛、心悸、气急、喘促、水肿、尿少等。

◎ **用法用量**

口服。一日2次，一次1包，温开水冲服。

◎ **注意事项**

孕妇慎用。忌食生冷、辛辣、油腻食物。

复方丹参丸

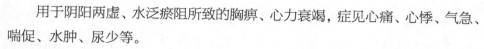

◎ **主要成分**

丹参、三七、冰片。

◎ **功效**

活血化瘀，理气止痛。

◎ **主治**

用于气滞血瘀所致的胸痹，症见胸闷、心前区刺痛；冠心病心绞痛见上述证候者。

◎ **用法用量**

口服。一次1克，一日3次；或遵医嘱。

◎ **注意事项**

孕妇、月经过多、急性出血性疾病患者慎用。

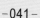

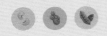
麝香保心丸

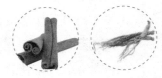

◎ **主要成分**

人工麝香、人参提取物、人工牛黄、肉桂、苏合香、蟾酥、冰片。

◎ **功效**

芳香温通，益气强心。

◎ **主治**

用于气滞血瘀所致的胸痹，症见心前区疼痛、固定不移；心肌缺血所致的心绞痛、心肌梗死见上述证候者。

◎ **用法用量**

口服。一次 1~2 丸，一日 3 次；或症状发作时服用；或遵医嘱。

◎ **注意事项**

本品舌下含服者偶有麻舌感。孕妇禁用。过敏体质者慎用。

银杏叶片

◎ **主要成分**

银杏叶提取物。

◎ **功效**

活血，化瘀，通络。

◎ **主治**

主要用于瘀血阻络引起的胸痹心痛、中风、半身不遂、舌强语謇，冠心病稳定型心绞痛、脑梗死见上述证候者。

◎ **用法用量**

口服。一次 1 片，一日 3 次；或遵医嘱。

◎ **注意事项**

心力衰竭者、孕妇慎用。对本品过敏者慎用。服用后偶有胃部不适。

参松养心胶囊

◎ 主要成分

人参、麦冬、山茱萸、丹参、酸枣仁（炒）、桑寄生、赤芍、土鳖虫、甘松、黄连、南五味子、龙骨。

◎ 功效

益气养阴，活血通络，清心安神。

◎ 主治

用于治疗冠心病室性早搏属气阴两虚，心络瘀阻证，症见心悸不安、气短乏力、动则加剧、胸部闷痛、失眠多梦、盗汗、神倦懒言。

◎ 用法用量

口服。一次2~4粒，一日3次；或遵医嘱。

◎ 注意事项

个别患者服药期间可出现胃胀。

益心舒片

◎ 主要成分

人参、麦冬、五味子、黄芪、丹参、川芎、山楂。

◎ 功效

益气复脉，活血化瘀，养阴生津。

◎ 主治

用于气阴两虚，心悸脉结代，胸闷不舒、胸痛及冠心病心绞痛见有上述症状者。

◎ 用法用量

口服。一次3片，一日3次；或遵医嘱。

◎ 注意事项

如正在使用其他药品，使用本品前请咨询医师或药师。

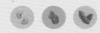

冠心苏合丸

◎ **主要成分**

檀香、青木香、乳香（制）、冰片、苏合香。

◎ **功效**

理气，宽胸，止痛。

◎ **主治**

用于寒凝气滞、心脉不通所致的胸痹，症见胸闷、心前区疼痛；冠心病心绞痛见上述证候者。

◎ **用法用量**

嚼碎服。一次1丸，一日1~3次；或遵医嘱。

◎ **注意事项**

对本品及所含成分过敏者、阴虚火旺者、孕妇禁用。

苏合香丸

◎ **主要成分**

苏合香、安息香、冰片、水牛角浓缩粉、人工麝香、檀香、沉香、丁香、香附、木香、乳香（制）、荜拨、白术、诃子肉、朱砂。

◎ **功效**

芳香开窍，行气止痛。

◎ **主治**

用于痰迷心窍所致的痰厥昏迷、中风偏瘫、肢体不利，以及中暑、心胃气痛。

◎ **用法用量**

口服。一次1丸，一日1~2次；或遵医嘱。

◎ **注意事项**

服用前应除去蜡皮、塑料球壳；本品可嚼服，也可分份吞服。孕妇禁用。

丹七片

◎ **主要成分**

丹参、三七。

◎ **功效**

活血化瘀，通脉止痛。

◎ **主治**

瘀血闭阻所致的胸痹心痛、眩晕头痛、经期腹痛。

◎ **用法用量**

口服。一次3～5片，一日3次；或遵医嘱。

◎ **注意事项**

孕妇慎用。忌食生冷、辛辣、油腻食物。

参七心疏胶囊

◎ **主要成分**

丹参、灵芝、葛根、杜仲、三七、白薇、降香、红花、川芎、仙人掌、甘草。

◎ **功效**

理气活血，通络止痛。

◎ **主治**

用于气滞血瘀引起的胸痹，症见胸闷，胸痛，心悸等；冠心病心绞痛属上述证候者。

◎ **用法用量**

口服。一次2粒，一日3次；或遵医嘱。

◎ **注意事项**

尚不明确。

通心络胶囊

◎ 主要成分

人参、水蛭、全蝎、赤芍、蝉蜕、土鳖虫、蜈蚣、檀香、降香、乳香（制）、酸枣仁（炒）、冰片。

◎ 功效

益气活血，通络止痛。

◎ 主治

冠心病心绞痛属心气虚乏，血瘀络阻证，症见胸部憋闷、刺痛、绞痛、固定不移，心悸自汗，气短乏力，舌质紫黯或有瘀斑，脉细涩或结代。亦用于气虚血瘀络阻型中风病，症见半身不遂或偏身麻木、口舌㖞斜、言语不利。

◎ 用法用量

口服。一次 2~4 粒，一日 3 次；或遵医嘱。

◎ 注意事项

出血性疾患，孕妇、妇女经期及阴虚火旺型中风者禁用。

心宝丸

◎ 主要成分

洋金花、人参、肉桂、附子、鹿茸、冰片、人工麝香、三七、蟾酥。

◎ 功效

温补心肾，益气助阳，活血通脉。

◎ 主治

用于治疗心肾阳虚，心脉瘀阻引起的慢性心功能不全；窦房结功能不全引起的心动过缓、病窦综合征及缺血性心脏病引起的心绞痛及心电图缺血性改变。

◎ 用法用量

口服。请在医生指导下用药。

◎ 注意事项

阴虚内热、肝阳上亢、痰火内盛者以及孕妇、青光眼患者忌服。

活血通脉片

◎ **主要成分**

鸡血藤、桃仁、丹参、赤芍、红花、降香、郁金、三七、川芎、陈皮、木香、石菖蒲、枸杞子、酒黄精、人参、麦冬、冰片。

◎ **功效**

行气活血，通脉止痛。

◎ **主治**

用于治疗冠状动脉硬化或高血压所致的冠心病、心绞痛；亦用于脑血栓、脑梗死、中风后遗症、脑动脉硬化、高脂血症。

◎ **用法用量**

口服。一次 5 片（大片）或一次 8 片（小片），一日 3 ~ 4 次；或遵医嘱。

◎ **注意事项**

对本品过敏者禁用。孕妇慎用。

参芍片

◎ **主要成分**

人参茎叶皂苷、白芍。

◎ **功效**

活血化瘀，益气止痛。

◎ **主治**

适用于气虚血瘀所致的胸闷、胸痛、心悸、气短等症。

◎ **用法用量**

口服。一次 4 片，一日 2 次；或遵医嘱。

◎ **注意事项**

妇女经期及孕妇禁用。

冠心安口服液

◎ 主要成分

川芎、延胡索（醋炙）、三七、茯苓、桂枝、柴胡、珍珠母、首乌藤、野菊花、冰片、牛膝、降香、半夏（炙）、大枣、甘草（蜜炙）。

◎ 功效

宽胸散结，活血行气。

◎ 主治

用于气滞血瘀型冠心病、心绞痛引起的胸痛、憋气、心悸、气短、乏力、心衰等症。

◎ 用法用量

口服。一次 10ml，一日 2 ~ 3 次；或遵医嘱。

◎ 注意事项

孕妇及心气虚、心血瘀阻型冠心病患者慎用。

冠心静胶囊

◎ 主要成分

丹参、赤芍、川芎、红花、玉竹、三七、人参、苏合香、冰片。

◎ 功效

活血化瘀，益气通脉。

◎ 主治

用于气虚血瘀引起的胸痹，胸痛，气短心悸及冠心病见上述症状者。

◎ 用法用量

口服。一次 4 粒，一日 3 次；或遵医嘱。

◎ 注意事项

出血性疾病患者慎用。

康尔心胶囊

◎ **主要成分**

三七、人参、麦冬、丹参、枸杞子、何首乌、山楂。

◎ **功效**

益气活血，滋阴补肾，增加冠脉血流量，降血脂。

◎ **主治**

用于治疗冠心病、心绞痛，症见心胸隐痛时作、胸闷、心悸、气短乏力、倦怠懒言等。

◎ **用法用量**

口服。一次 4 粒，一日 3 次；或遵医嘱。

◎ **注意事项**

实邪痰热、阳虚阴寒内盛者不宜服用。孕妇、经期妇女慎用。

营心丹

◎ **主要成分**

人参、人工牛黄、猪胆粉、丁香、冰片、肉桂、蟾酥（酒炙）。

◎ **功效**

养心通脉，镇静止痛。

◎ **主治**

用于心气不足、心阳虚亏引起的冠心病、心律失常，症见心胸隐痛、胸闷心悸、乏力自汗等。

◎ **用法用量**

饭后温开水送服或含化。一次 1~2 粒，一日 2 次；或遵医嘱。

◎ **注意事项**

孕妇及小儿禁服。

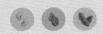

心痛宁喷雾剂

◎ **主要成分**

肉桂（去粗皮）、川芎、香附（醋炙）。

◎ **功效**

温经活血，理气止痛。

◎ **主治**

用于寒凝气滞、血瘀阻络引起的胸痹心痛，遇寒发作，舌暗或有瘀斑者。

◎ **用法用量**

舌下喷雾吸入，一次喷吸 3 ～ 5 下，痛时喷用。

◎ **注意事项**

本品温通辛散，阴血亏虚及血热瘀阻者不宜常用，孕妇慎用。

稳心颗粒

◎ **主要成分**

党参、黄精、三七、琥珀、甘松。

◎ **功效**

益气养阴，活血化瘀。

◎ **主治**

用于气阴两虚、心脉瘀阻所致的心悸不宁、气短乏力、胸闷胸痛；室性早搏、房性早搏见上述证候者。

◎ **用法用量**

开水冲服。一次 1 袋，一日 3 次；或遵医嘱。

◎ **注意事项**

缓慢性心律失常禁用。孕妇慎用。

参桂胶囊

◎ **主要成分**

红参、川芎、桂枝。

◎ **功效**

益气通阳，活血化瘀。

◎ **主治**

用于心阳不振，气虚血瘀证，症见胸部刺痛、固定不移、入夜更甚、遇冷加重，或畏寒喜暖、面色少华；冠心病、心绞痛见上述证候者。

◎ **用法用量**

口服。一次4粒，一日3次；或遵医嘱。

◎ **注意事项**

阴虚内热者禁用。

用药提醒

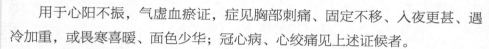

如何正确保存

- 中成药应放置于阴凉干燥处，避免阳光直射。同时，还要防备小儿误拿、误吃、误用。

- 瓶装中成药用多少取多少，以免污染。对瓶装液体药更应注意，一旦倒出，不宜再往回倒，更不宜将瓶口直接接触嘴服用药物。

- 已经启用的瓶装中成药，应注意按药瓶上标注的说明保管。下次使用前注意察看有无发生变质现象，如有变质，不得服用。

- 存放中成药一定要有标签，并写清药名、规格，切勿仅凭记忆存放。对名称、规格有疑问的药物，不要贸然服用，以免发生意外。

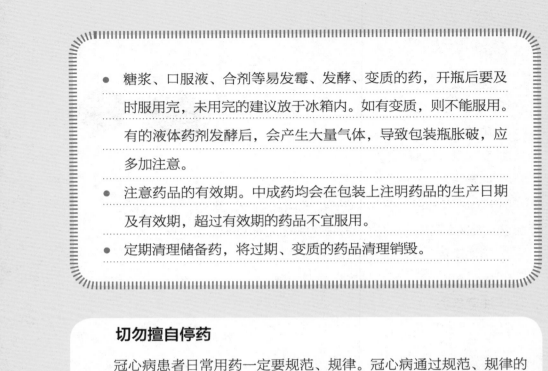

- 糖浆、口服液、合剂等易发霉、发酵、变质的药，开瓶后要及时服用完，未用完的建议放于冰箱内。如有变质，则不能服用。有的液体药剂发酵后，会产生大量气体，导致包装瓶胀破，应多加注意。
- 注意药品的有效期。中成药均会在包装上注明药品的生产日期及有效期，超过有效期的药品不宜服用。
- 定期清理储备药，将过期、变质的药品清理销毁。

切勿擅自停药

冠心病患者日常用药一定要规范、规律。冠心病通过规范、规律的服药，可以有效控制临床症状，改善生活质量，延长寿命。对冠心病患者而言，切忌随意停药，否则不仅不利于病情的改善，从某种意义上讲，还会延误疾病的治疗。

切勿擅自用药

冠心病的种类比较多，需要根据具体的表现选择合适的药物，因此不能盲目用药。没有根据具体的症状来服用相应药物，可能会导致病情加重，千万不能盲目跟风用药。

切勿随意增减药量

药物的服用剂量需要合理控制。部分人出现冠心病相关症状之后，服用药物时剂量不遵循医嘱，要么过量，要么过少，这样达不到治疗疾病的目的，甚至可能会导致身体受到损伤。因此，在冠心病用药过程中，需要注意药物剂量。

切勿随意服用中成药

中成药用药切忌重复、杂乱，同类型的药只需选用一至两种，千万不要随意增加药物种类，应按医嘱服用。

注意按发作规律用药

很多冠心病患者会有心绞痛的症状，因此应按照心绞痛发作的规律用药，如心绞痛多发生在夜间，就不要把药物都集中在白天服用，可以拉长两次服药的间隔时间，将最后一次用药安排到睡前。

注意进行预防性用药

心绞痛易发生在由于兴奋引起心脏负荷加重的活动之后，如剧烈运动、过度兴奋等，因此建议提前 30 分钟服用相关药物，以预防心绞痛的发生。

平时随身携带急救药

冠心病患者若经常有胸闷、胸痛等症状，应常备一些救急药物随身携带，睡觉时应把药放在床头等容易随手拿到的地方，以防胸闷、胸痛、心绞痛的发生。

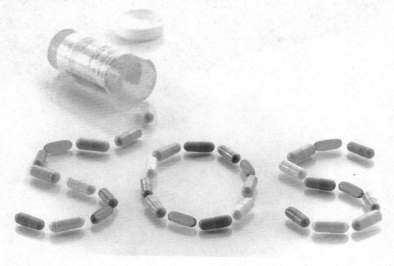

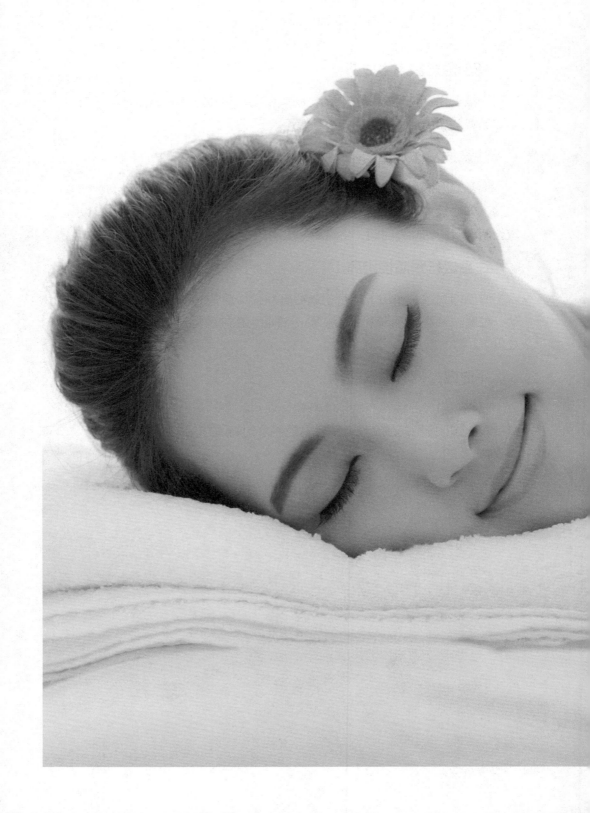

第**4**章
3 种中医外治法巧治冠心病

中医外治法属于简便易行、独特有效的治疗方法，如今在家庭保健方面已得到广泛应用。在治疗冠心病时，也可采用操作简单、成本低廉、无副作用的推拿、艾灸等中医外治法来进行辅助调养身体。

推拿疗法

　　推拿也称为按摩，是在中国起源很早的一种治病防病的养生术，是以中医的脏腑、经络学说为理论基础，结合病理诊断，用手法作用于人体体表特定部位以调节机体生理、病理状况，达到理疗目的的方法。它是一种物理的治疗方法。推拿疗法副作用少，应用范围广泛，如今已作为一种普遍应用的自我保健方法。

推拿的作用

疏通经络

　　作为运行气血的通路，经络内属于脏腑，外络于肢节，它将人体的各个部分有机地联系在一起。当经络不通时，身体便会出现疾病，通过推拿，可以使经络疏通，使气血流通，进而消除疾病。如果每日坚持自我按摩，还可以降低血液当中的尿酸，防止血小板聚集，从而预防脑血栓等疾病。

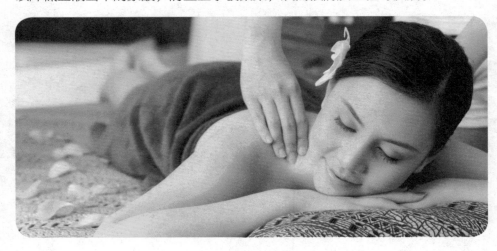

增强体质

按摩就是以柔软、轻和之力，循经络、按穴位，施术于人体，通过经络的传导来调节全身，借以调和营卫气血，增强体质。现代医学也认为，推拿手法的机械刺激，通过将机械能转化为热能的综合作用，可以提高局部组织的温度，对于促进毛细血管扩张有一定的好处，还能改善血液和淋巴循环，减轻心脏负担，对于降低心血管疾病发病率有好处。

缓解疲劳

通过推拿，能直接放松软组织，通过肌肉牵张反射直接抑制肌痉挛，又可消除痛源而间接解除肌紧张，有效放松肢体，消除骨骼肌过度紧张和僵硬，保持肌肉组织的正常弹性，促进体能的恢复，缓解疲劳。

强壮筋骨

中医认为肾主骨，为先天之本，小儿先天不足，便容易患上佝偻病；人若肾气亏损，就会过早出现颈椎、腰椎骨质增生等疾病。经常对肾俞、关元等穴位进行按摩，能够补肾强骨，令全身筋骨强健、关节灵活，还可以预防上述病变。

扩张血管

推拿可引起部分细胞内的蛋白质分解，产生组织胺和类组织胺物质，使毛细血管扩张，其直径和容积扩大，渗透性能有所增强，血流量增加，改善肢体血液循环，从而加强局部组织的供血和营养。施行大面积的推拿手法治疗可使全身血液得以重新分配，降低血流阻力，减轻内脏瘀血，有助于静脉回流，降低中央动脉的压力，减轻心脏负担。

疏通血管，促进血液循环

血管是由交感神经支配的，因此在按摩的时候通过放松肌群来改变肌肉对于交感神经的压迫，从而改善神经对血管的支配，使血管舒张有度，有利于疏通血管。此外，通过按摩可以加强心脏功能，心脏功能强大，血液运行也更通畅。

改善消化系统功能

通过按摩可以使胃肠道形状发生改变和运动，促进胃肠的蠕动速度加快、力度加大；还可以促进消化液分泌，增强对食物的消化吸收，改善消化系统的功能。

四大快速取穴法

手指同身寸定位法

手指同身寸定位法是根据本人手指为尺寸折量标准来量腧穴的定位方法，又称为"指寸法"。需要注意的是，"同身寸"与日常生活中所用的长度单位"寸"不是同一概念，这里所说的"寸"并没有具体数值。"同身寸"中的"1寸"在不同的人身体上代表不同的长短；较高的人的"1寸"要比较矮的人的"1寸"要长，这是由于骨节长短不一造成的。因此，"同身寸"只适用于自己，不能用自己的"同身寸"在别人身上来找穴位，这样是找不准穴位的。

1寸：大拇指指幅横宽。

1.5寸：食指和中指二指指幅横宽。

2寸：食指、中指和无名指三指指幅横宽。

3寸：食指、中指、无名指和小指四指指幅横宽。

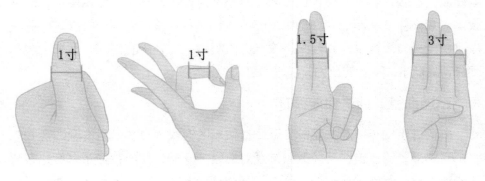

拇指同身寸　　　中指同身寸　　　横指同身寸

骨度分寸法

骨度分寸法，又称为骨度分寸折量法、折骨定穴法，简称为骨度法，是以患者本身身材为依据，以骨节为主要标志测量周身各部的大小、长短，并依其尺寸按比例折算作为定穴标准。例如，前后发际间为12寸，耳后两乳突之间为9寸，两乳间为8寸，胸骨体下缘至脐中为8寸。

骨度分寸定位表		
部位	起止点	折量寸
头部	前发际到后发际	12寸
	耳后两乳突之间	9寸
	眉心到前发际	3寸
胸腹部	天突到岐骨处	9寸
	岐骨到肚脐	8寸
	脐中到上缘耻骨联合部	5寸
	两乳头之间	8寸
侧身部	腋窝下到季肋	12寸
	季肋下到髀枢	9寸
上肢部	腋前纹头到肘横纹	9寸
	肘横纹到腕横纹	12寸
下肢部	耻骨联合处到股骨下端内侧髁	18寸
	胫骨下端内侧髁到内踝尖	13寸
	髀枢到外膝眼	19寸
	外膝眼到外踝尖	16寸

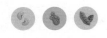

体表标志定穴法

体表标志定穴法是以体表的明显的解剖特征为标志的定穴方法。体表标志主要指分布于全身体表的骨性标志，可分为固定标志定穴法和活动标志定穴法。

固定标志定穴法是指利用五官、毛发、乳头、脐窝和骨节凸起、凹陷及肌肉隆起等固定标志来取穴的方法。例如，鼻尖取素髎，两眉中间取印堂，两乳之间取膻中等。

活动标志定穴法是指利用关节、肌肉、皮肤等随活动而出现的孔隙、凹陷、皱纹等活动标志来取穴的方法。例如，张口取耳屏前凹陷处即为听宫穴；取阳溪时应将拇指竖起，当拇长、短伸肌腱之间凹陷中取穴等。

感知找穴法

身体感到异常，用手指压一压、捏一捏、按一按，如果有疼痛、硬结、痒等感觉，或和周围皮肤有温度差，如发凉、发烫，那么这个位置就是所要找的穴位。感觉疼痛的部位，或者按压时有酸、麻、胀、痛等感觉的部位，可以临时认定为阿是穴。阿是穴一般在病变部位附近，也可在距离病变部位较远的地方。

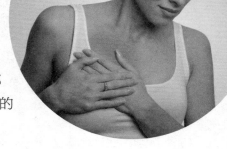

推拿常用手法

在推拿医学几千年的发展过程中，历代医学家在临床实践中总结出许多行之有效的推拿手法。文献中有记载的推拿手法就有三四百种之多，这些手法在术式结构、操作技巧、发力方式、医学效果等方面都各具特点与规律。下面介绍一些日常生活中常用的手法及操作。

推拿疗法的手法要诀

推拿的手法有讲究，使用正确的手法能够让推拿更有效的缓解身体症状。推拿治疗时，在诊断、取穴及施治部位均正确的情况下，所获得的疗效关键取决于手法操作的准确性和熟练程度。只有规范地掌握推拿手法，操作娴熟，正确用力，才能更好地发挥推拿的功效。

推拿时的基本要求：持久、有力、均匀、柔和、深透

- 持久：指单一的手法能够持续操作一段时间而不间断、不乏力。

- 有力：这种力量不是蛮力和暴力，而是一种有技巧的力量。

- 均匀：指手法操作的节律性，速率和压力能保持均匀一致，不能忽快忽慢或忽轻忽重。

- 柔和：指手法轻而不浮、重而不滞、刚中有柔、柔中有刚。

- 深透：当手法达到了持久、有力、均匀、柔和这四项要求以后，就具备了渗透力，这种渗透力可透皮入内，深达内脏及组织深层。

对于运动关节类手法的基本操作要求：稳、准、巧、快

- 稳：手法操作要平稳自然，因势利导，避免生硬粗暴。

- 准：选择手法要有针对性，定位要准。

- 巧：手法施术时要用巧力，以柔克刚，以巧制胜，不可以使用蛮力。

- 快：手法操作时，用力要疾收疾发，用"短劲""巧劲"，发力不可过长，时间不可过久。

揉法

揉法是以指、掌的某一部位在体表操作部位上做轻柔灵活的上下、左右或环旋揉动。揉法是常用的手法之一，根据肢体操作部位的不同分为掌揉法、指揉法等。其中掌揉法又分为大鱼际揉法、掌根揉法等，指揉法分为拇指揉法、中指揉法等多种揉法。采用揉法时肩膀应放松，用手掌掌根或大鱼际、手指螺纹面等部位着力，吸定于体表治疗部位上，带动皮肤、皮下组织一起，做轻柔和缓的环旋动作。手法频率为每分钟120～160次。

揉法的作用：揉法具有宽胸理气、消积导滞、活血祛瘀、消肿止痛等作用，可用于治疗胸闷胁痛、腹泻、便秘、腰痛、外伤所致红肿疼痛等多种病症。

鱼际揉法	以手掌大鱼际或小鱼际部着力于操作部位上，沉肩、屈肘，腕关节放松，呈微屈或水平状，以肘关节为支点，做前臂带动腕关节进行左右摆动，在治疗部位上进行轻柔灵活的揉动。
掌根揉法	肘关节微屈，腕关节放松并略背伸，手指自然弯曲，掌根附着于操作部位上。以肘关节为支点，前臂做主动运动，带动腕掌做小幅度的回旋运动，使掌根部在操作部位上进行柔和、连续不断的旋转揉动。
指揉法	将手指螺纹面置于操作部位上，以腕关节为支点，手指主动做环旋运动，使螺纹面在操作部位上做连续不断的旋转揉动。
前臂或肘揉法	将前臂的尺侧或肘关节放于主要治疗的部位上，用力做环旋揉动或左右揉动的动作。

摩法

摩法是用手指或手掌在体表做环形而有节奏的摩动法，是最古老的推拿手法，消瘀散肿的作用较好。摩法分为指摩法和掌摩法，指摩法接触面

较小，适用于颈项、面部、四肢等部位；掌摩法接触面较大，多适用于胸腹、腰背等部位。采用摩法推拿时上肢要放松，操作时前臂带动腕以及着力部位做环旋活动，指摩操作时腕关节应保持一定的紧张度，掌摩法则腕部放松，动作要缓和协调。

摩法的作用：摩法具有和中理气、消积导滞、温肾壮阳、行气活血、消瘀散肿等功效。常用以治疗脘腹疼痛、食积胀满等。

指摩法：掌部自然伸直，食指、中指、无名指和小指并拢，腕部略屈，拇指外的四指指面着力于操作部位，以肘关节为支点，前臂做主动摆动，通过腕、掌使指面做环形摩动。

掌摩法：手掌自然伸直，腕关节略背伸，将手掌平置于操作部位上，以掌心或掌根为着力点，连同前臂一起做环旋摩动。

推法

推法又名平推法，是以指、掌或肘等着力于操作部位上，做单向直线推动。指推法接触面积小，推动距离短，施力柔中带刚，易于查找和治疗小的病灶，故常用于足部、手部、项部和面部，也可用于局部穴位；掌推法接触面积大，推动距离长，力量柔和而沉实，多用于背腰部、胸腹部及四肢部；肘推法因施力刚猛，故一般只用于背部脊柱两侧及大腿后侧。

推法的作用：推法有通经活血、化瘀消肿、祛风散寒、通便消积的作用。通常用于治疗腰腿痛、风湿痹痛、感觉迟钝、头痛失眠、腹胀便秘等病症。

指推法：以拇指端着力于操作部位或穴位上，其余四指放在相应的位置以方便用力，腕关节略屈并偏向尺侧。拇指及腕臂部主动施力，向拇指端方向呈短距离单向直线推进。还可食指、中指、无名指并拢，用这三指的指端部及螺纹面为着力面进行推法操作，称为三指推法。

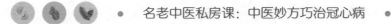

| 掌推法 | 以掌根部着力于施术部位，腕关节背伸，肘关节伸直，以肩关节为支点，上臂部主动施力，通过前臂、腕关节，使掌根部向前做单向直线推进。 |

按法

按法是以指、掌等部位节律性地按压施术部位。按法具有刺激、强而舒适的特点，易于被接受，常与揉法结合运用，组成"按揉"复合手法。指按法接触面积小，刺激较强，常在按后施以揉法，有"按一揉三"的说法，即重按一下，轻揉三下，形成有规律的先按后揉的连续手法操作，一般多用于面部，亦可用于肢体穴位；掌按法面积较大、沉实有力、舒缓自然，多用于背腰部、下肢后侧、胸部及上肢部。在进行按法推拿时，操作应缓慢且有节律性，在治疗的部位上垂直下压，力道由轻渐重，稳而持续，使刺激充分达到深层组织，着力的部位要紧贴体表，不可移动，也不可施于暴力。

按法的作用：按法具有放松肌肉、活血止痛等作用，常用以治疗腰痛、肩周炎、肢体酸痛、头痛、颈椎病等病症。

| 指按法 | 以拇指端或螺纹面置于操作部位或穴位上，其余四指张开，置于相应位置以支撑助力，拇指垂直往下按压。 |

| 掌按法 | 单手或双手掌面置于操作部位，以肩关节为支点，利用身体上半部的重量，通过上臂、前臂及腕关节传至手掌部，垂直向下按压。 |

| 肘按法 | 屈肘，以肘的尺骨鹰嘴部为着力面并巧用身体上半部的重量进行节律性按压。 |

点法

点法是以指端或关节突起部点压操作部位或穴位。该法主要包括指端点法、屈指点法和肘点法。指端点法接触面小，刺激强，易于取穴，适于全身各部位穴位；屈指点法，主要用于四肢关节缝隙处；肘点法较指点法接触面积大，力沉稳厚重，易于施力，因使用躯体重量，故操作者耗力较少，适于背腰部、臀部及下肢后侧。采用点法推拿时，力度要由轻到重，平稳而持续地施力，使刺激力量充分传到机体组织深部。在操作的过程中，无论是哪种类型的点法，手指都应用力保持一定的姿势，以免在点的过程中出现手指过伸或过屈，造成损伤。

点法的作用：点法有通经活络、调理气机的作用，常用于止痛、急救以及调理脏腑功能。

拇指点法	手握空拳，拇指伸直并紧靠于食指中节，以拇指端着力于操作部位或穴位上，前臂与拇指主动发力，进行持续点压。
屈拇指点法	拇指屈曲，以拇指指间关节背侧着力于施术部位或穴位，拇指端抵于食指中节桡侧缘以助力，进行点压。

掐法

掐法是用指端重力刺激要治疗的部位，使其产生相应的感应。掐法是一种比较强烈的刺激性手法，主要适用于头面部、手足部的穴位，如掐人中、掐合谷、掐内关等。此手法刺激性比较强，要逐渐用力，达深透为止，但注意不要掐破皮肤。采用掐法推拿时，应垂直用力，用力要稳、准，刺激量要大，持续用力，用于增强刺激时可间歇性用力，掐后要轻柔局部以放松，缓解不适感。

掐法的作用：掐法具有醒神开窍、镇静熄风、通经止痛的作用。常用于治疗休克、痉挛、昏迷、各种痛证、呕吐等。

双手拍法	用双手的拇指与食指指端相对用力，挤压所需要治疗的部位。
单手拍法	用单手的拇指指端掐按人体的腧穴，如掐人中。

拍法

拍法是用虚掌拍打体表，受力短暂而均匀，舒适自然，易于被人接受。拍法可单手操作，也可双手同时操作。双掌拍法因双手同时操作，力量较弱，主要作用于肌表浅层组织，多用于脊柱两侧及两下肢后侧；单掌拍法力量集中，适于脊柱正中，沿脊柱自上而下重拍，多用于背部、脊柱以及下肢后侧。

拍法的作用：拍法具有疏通经络、宣通气血、振奋阳气的作用，常用以治疗颈椎病、肩周炎、腰椎间盘突出症、高血压、月经不调等病症，对结核病、严重的骨质疏松、肿瘤、冠心病等病症禁用拍法。

动作要领：五指并拢，掌指关节微屈，使掌心空虚、腕关节放松，前臂主动运动，带动腕关节自由屈伸，平稳而有节奏地用虚掌拍打操作部位。用双掌拍打时，应两手交替操作。

拿法

拿法是指拇指与其余手指相对用力，提捏或揉捏肌肤或肢体。拿法舒适自然，最易被人接受，常用于颈项部及四肢部，也是保健时常用的手法。拿法可单手操作，也可双手同时操作。

拿法的作用：拿法有缓解肌肉痉挛、通调气血、发汗解表、开窍醒神等功效，临床上常用以治疗颈椎病、肩周炎、头痛等病症。

动作要领：单手或双手的拇指与其他手指相配合，捏住操作部位的肌肤或肢体，腕关节适度放松，逐渐将捏住的肌肤收紧、提起放松，有节律地捏拿治疗部位。指腹要紧贴治疗部位，用力要由轻到重，动作要缓和而有连贯性。操作时腕关节放松，着力面为螺纹面，不可用指甲内扣。

擦法

擦法是用指、掌贴附于操作部位，做快速的直线往复运动，使之摩擦生热。本法包括掌擦法、大鱼际擦法和侧擦法，可用于胸腹部、两胁部、背腰部及四肢部。操作时用手掌的全掌、大鱼际、尺侧着力于治疗部位，腕关节伸直，使前臂与手掌相平。以肘或肩关节为支点，前臂或上臂做主动运动，使手的着力部位在体表做均匀的直线往复的快速擦动，注意控制力度，不可擦破皮肤。

擦法的作用：擦法具有温经散寒的作用，主要用于治疗寒性疾病。作用于胸腹部，能宽胸理气、止咳平喘、健脾和胃，治疗咳嗽、胸闷气喘、胃脘痛等病症；作用于背腰部，能温肾壮阳、行气活血，治疗小腹冷痛、不孕不育、阳痿早泄等病症；作用于肢体，能舒筋通络、消肿止痛，治疗外伤肿痛等病症。

掌擦法 用手掌着力于施治部位，做直线往复快速擦动。

鱼际擦法 用大鱼际着力于施治的部位，做直线往复快速擦动。

侧擦法 用手的尺侧着力于施治部位，做直线往复快速擦动。

一指禅推法

一指禅推法是以拇指端或螺纹面着力，通过腕部的往复摆动，使所产生的力度通过拇指持续不断地作用于操作部位或穴位上。一指禅推法以指端操作，其接触面小，易于施力，刺激相对较强；以螺纹面操作，接触面积相对较大，刺激也相对较平和。以上这两种方法多用于躯干部及四肢部的经络腧穴。操作时拇指自然伸直，其余四指的掌指关节和指间关节自然屈曲，以拇指端或螺纹面着力于体表的操作部位或穴位上。

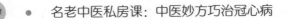
一指禅推法的作用：一指禅推法具有健脾和胃、宽胸理气、镇静安神、舒筋通络等作用。用于治疗胃脘痛、冠心病、头痛、面瘫、颈椎病、关节炎等病症。

一指禅指端推法

以拇指指端着力，前臂摆动，带动腕关节有节律地内、外摆动，使力通过拇指作用于治疗部位上。

一指禅螺纹面推法

以拇指螺纹面着力，通过腕关节的摆动和指间关节的屈伸，使产生的力持续作用于治疗部位上。

一指禅偏峰推法

以拇指偏峰着力，前臂摆动，带动腕关节有节律地内、外摆动，使力通过拇指作用于治疗部位上。操作时拇指将伸直并内收，腕关节微屈或自然伸直，腕部摆动幅度较小。

推拿疗法的注意事项

把握好推拿时间和治疗时间

推拿时机是指对疾病施用手法治疗的最佳适应时期。对时机的把握，一般遵循"早治疗、及时治疗"的原则，但不同的疾病应根据具体情况而定。例如，急性心肌梗死发作期，一般不宜立即推拿治疗，应待病情稳定后再施以推拿；而心绞痛猝然发作时，则应立即施以轻柔的推拿手法，以宽胸、理气、止痛。因此，临床上应注意根据不同的病情，把握推拿时机。

推拿治疗时间的把握，有两个方面：一是一次治疗的手法操作时间；二是连续治疗的时间。一次治疗的时间掌握得恰当与否，对疗效有一定影响，操作时间太短难以达到好的治疗效果，操作时间太长又可能对局部组织产生医源性损伤，且会过多地消耗操作者的体力。一般来说，刺激柔和的手法，如揉法、摩法，操作时间可长一些；压力大、刺激强的手法，如掐法、拿法等，操作时间宜短一些，以免引起不良反应。

推拿前的准备工作

- 推拿前洗干净手，修剪好指甲。

- 双手不宜佩戴任何首饰。

- 操作者要全面了解患者的病情，排除推拿禁忌证。

- 患者要排空大小便，穿上比较舒适的衣服，需要时可裸露部分皮肤，以利于推拿。

- 推拿室内要保持安静，室内光线要充足柔和。

- 推拿室内保持通风，但不能有直接的对吹风，尤其不能让电风扇或空调直接对着患者受术操作部位吹，以防感受风邪。

- 室内温度要适宜，室内温度控制在 20℃左右，如要暴露患者身体，室温则要控制在 26℃左右，不能使患者感到寒冷，冬季按摩时操作者双手也要暖和。

推拿时的注意事项

- 一般来说，推拿的时间不宜过长也不宜过短，20 ~ 30 分钟为宜。

- 患者情绪波动较大（如大怒、大悲、大恐、大喜等极端情绪）时不宜推拿，等情绪稳定后方可进行。

- 推拿时需要根据患者的个体差异和按摩部位，选择适合的按摩方法，并使用合适的力度。例如，给肥胖者按摩时力度可稍大，给体瘦者按摩时力度要轻；在肌肉丰厚的地方（臀部、大腿等）力度要重，肌肉薄弱的地方（手臂、胸部等）力度要轻。

- 腰部肾脏区按摩时，不宜用拍打、叩击手法，以免损伤肾脏。

推拿时常见的异常反应及处理

推拿作为常用的辅助治疗手段，对很多疾病具有良好的疗效。但如果推拿手法不对、推拿部位不准确等，在按压经穴进行治疗的过程中，有可能会出现不良反应，如晕厥、疼痛加重等。因此，推拿前一定要做好准备工作，然后根据患者的具

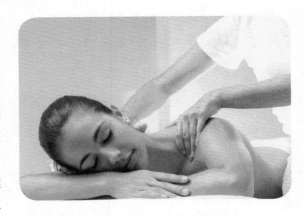

体情况确定正确的推拿方案，认真细致地操作。一旦发生异常情况，要及时采取相应的措施进行处理。推拿时常见的异常反应有以下几种：

疼痛加剧

对于腰痛、腿痛、背痛等症状，如果按压手法过重，或第一次按压，有可能疼痛反而加重。一般情况下，痛感会在一两天后消失，原来的病症也有可能一起消失。当然，手法应轻柔和缓，以患者感觉不是非常痛苦为宜，特别是腰的肾脏解剖部位，切忌用蛮力进行按压。

昏厥

在推拿的过程中，有的人由于精神紧张，或过度劳累、饥饿，或体质特别虚弱，或手法过重过强，可能会突然出现头晕目胀、心慌气短、胸闷泛呕，严重者会出现四肢厥冷、出冷汗，甚至晕倒等现象。这时应该立即停止按摩，取头稍低位，轻者静卧片刻，服温开水或糖水后即可恢复，重者可配合掐人中穴、老龙穴、十宣穴等，如仍未回复，则应送医院就诊。为了防止推拿时发生昏厥的现象，对于体质虚弱和神经衰弱的患者，在进行推拿治疗时应该采用轻柔的手法；精神紧张的患者应该在推拿前消除思想顾虑；饥饿的患者应该先进食或喝些糖水再进行推拿。

肌肉损伤或岔气

体位不舒适，按压用力过猛，患者肌肉紧张都可能造成肌肉损伤或者岔气。当出现岔气时，施术者配合患者的呼吸对上肢进行牵拉，或者是推压后背以减轻痛感。如果肌肉损伤，可用红花油轻涂血瘀处一两次。

皮肤破裂

有的人在接受推拿的过程中，局部皮肤会出现发红、疼痛、破裂等现象。这时应该立即停止按摩，同时做好皮肤的消毒和护理工作，防止发生感染。

皮下出血

由于按摩手法过重，或按摩时间过长，或患者本身有血小板减少症，或老年性毛细血管脆性增加，在按摩部位可能会出现皮下出血。这种现象如果在局部出现，一般不必处理，如果局部青紫比较严重，待出血停止后可用缓摩法消肿散瘀。

推拿后的护理

- 推拿结束后，患者如果感到疲劳，可以休息片刻后再做其他活动。

- 推拿结束后，推拿部位的毛孔扩张，寒气容易通过张开的毛孔入侵体内，使人受凉。因此，要注意保暖，避免直接吹风。

- 按摩加快了身体的新陈代谢，需要及时补充水分，建议在按摩结束后半小时内喝 500 毫升左右温开水。

- 推拿后不宜立即洗澡，以免对张开的毛孔造成刺激，引起气血流通不畅，建议间隔 4 小时，且要用热水洗澡，以免身体受凉、寒气入侵引起疾病。

推拿的禁忌证

推拿疗法的适用范围很广，在外科、内科、妇科、儿科、五官科以及保健、美容方面都很常见，尤其是对于慢性病、功能性疾病疗效较好，但有些疾病并不适合通过推拿疗法进行治疗。

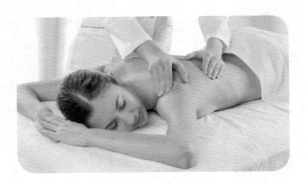

- 脑部出现脑栓塞和处于急性发作期的脑出血患者，以及各种恶性肿瘤患者都禁止推拿头部。

- 患有伤寒、流行性乙型脑炎、流行性脑脊髓膜炎、霍乱、梅毒、淋病、艾滋病、白喉、痢疾以及其他急性传染病的病人不宜推拿。

- 出现了皮肤破溃或者是患有影响按摩操作的皮肤病，如脓肿、湿疹、溃疡性皮肤病、烫伤、烧伤等，都要禁用或者是慎用推拿。

- 对皮肤常有瘀斑的血小板减少性紫癜或过敏性紫癜患者，以及皮肤容易出血的血友病患者禁止推拿。

- 对于癌症、恶性贫血、久病体弱而又极度消瘦的患者要禁止推拿。

- 对于患有诊断不明的急性颈部脊椎损伤，伴有脊髓症状的患者应该禁止推拿。

- 带有开放性损伤，施用血管、神经吻合术的患者，均禁止推拿。

- 器官功能严重衰竭,如肾衰竭、心力衰竭和肝坏死等患者不宜推拿。

- 大面积的皮肤病或患溃疡性皮炎的病人不宜推拿。

- 对年老体弱、久病气虚等体质虚弱，甚至连轻微按摩手法都无法承受的患者，应该慎用或者禁止推拿。

- 各种中毒，如食物中毒、药物中毒、煤气中毒、毒蛇咬伤、狂犬咬伤等，均不宜推拿。

- 胃和十二指肠急性穿孔、急性高热病症患者均禁止推拿。

- 骨折及较严重的骨质疏松症患者不宜推拿。

- 对于处于特殊生理期，如月经期和怀孕期的妇女的腹部、腰骶部，均不宜推拿。

冠心病推拿治疗方法

头面部推拿：印堂、坎宫、桥弓、百会、风池

推印堂

定位： 位于额部，两眉头的中间。

操作手法： 用拇指指腹推揉两眉头连线中点的印堂穴至发际线，上下推1分钟。

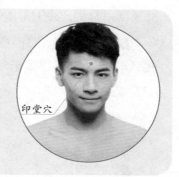

推坎宫

定位： 自眉头起沿眉向眉梢的横线上。

操作手法： 用两拇指指腹自两眉头向两眉梢分推1分钟，速度要慢。

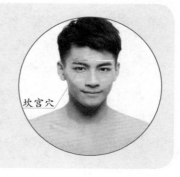

推桥弓

定位：位于颈部两侧，是耳后翳风穴沿胸锁乳突肌至缺盆穴的连线。

操作手法：用拇指的指腹自上而下推按桥弓穴。先推按左侧，再推按右侧，两侧交替进行，每侧约1分钟。操作时压力要适中，自上而下推，且两侧要分别推，不能同时进行。

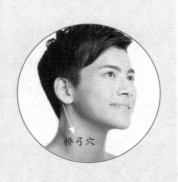

揉按百会

定位：位于头部，当前发际正中直上5寸，或两耳尖连线的中点处。

操作手法：用拇指指腹按住百会穴，做顺时针方向的旋转运动，手法力度要适中，按揉2～3分钟。

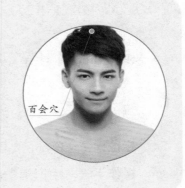

揉按风池

定位：位于项部、枕骨之下，与风府相平，胸锁乳突肌与斜方肌上端之间的凹陷处。

操作手法：两眼平视前方，双手置于头两侧，两手拇指分别紧按两风池穴，向上揉时吸气，向下揉时呼气，也可顺时针或逆时针轻按，以酸胀不痛为准。

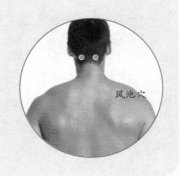

老中医提醒

头面部按摩技巧

由于头是手、足三阳经脉交接会合之处，头属阳，故为诸阳之会。头面部穴位大多是浅表的，宜选用轻柔缓和、刺激小的按摩手法，如推法、揉法、按法等。按摩技巧性强，操作时必须沿着颜面部经脉、肌肉、血管等走行方向进行。但对项后穴的按摩，如风池、天柱等穴，宜用手指指端按揉，才能渗透有效。

胸背部推拿：心俞、肺俞、膈俞、膻中、中府

推心俞

定位： 位于背部，第5胸椎棘突下，后正中线旁开1.5寸。

操作手法： 将一手拇指指端置于脊柱一侧的心俞穴处，以一指禅推法进行禅推，做完一侧后换另一侧操作，每侧各做1~3分钟。

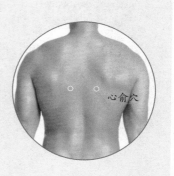

心俞穴

推肺俞

定位： 位于背部，第3胸椎棘突下，后正中线旁开1.5寸。

操作手法： 将一手拇指指端置于脊柱一侧的肺俞穴处，以一指禅推法进行禅推，做完一侧后换另一侧操作，每侧各做1~3分钟。

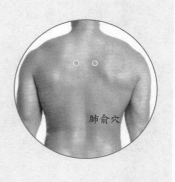

肺俞穴

膈俞穴

定位： 位于背部，第7胸椎棘突下，后正中线旁开1.5寸。

操作手法： 将一手拇指指端置于脊柱一侧的膈俞穴处，以一指禅推法进行禅推，做完一侧后换另一侧操作，每侧各做1~3分钟。

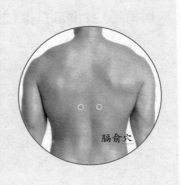

按揉膻中

定位： 位于胸部，前正中线上，两乳头连线的中点。

操作手法： 用中指指端按揉膻中穴，每次2分钟左右。

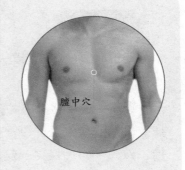

按揉中府

定位： 位于胸部，横平第1肋间隙，锁骨下窝外侧，前正中线旁开6寸。

操作手法： 将食指、中指、无名指三指并拢，顺时针方向揉按中府穴，再逆时针方向揉按，每侧各1~2分钟。

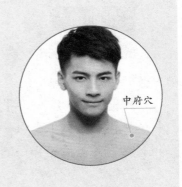

老中医提醒

胸腹部按摩技巧

　　胸腹属阴，是十二经脉中手、足三阴经脉交接会合处，是人体主要脏腑器官所在处。分布在胸腹部的诸多穴位，大多数都能治疗胸腹的部脏腑病症，但需选择相宜的按摩手法及技巧，方能取得满意疗效。常用由一指禅推法、按法、揉法、擦法等组成的复合手法，其产生的功力能由表入里、由浅入深，使组织深层产生温热舒适感。

上肢部推拿：内关、神门

点揉双内关

　　定位：位于前臂掌侧，腕横纹上2寸，掌长肌腱与桡侧腕屈肌腱之间。

　　操作手法：将一手拇指放置于另一手的内关穴上，稍向下点压，然后旋转揉动，两手交替点揉，力度以有轻微酸胀感为宜，每侧各揉1分钟。

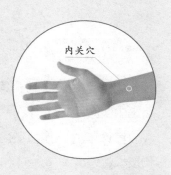

内关穴

点揉神门

　　定位：位于腕部，腕掌侧横纹尺侧端，尺侧腕屈肌腱的桡侧凹陷处。

　　操作手法：将一手拇指放置于另一手的神门穴上，稍向下点压，然后旋转揉动，两手交替点揉，力度以有轻微酸胀感为宜，每侧各按揉1分钟。

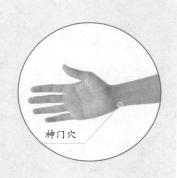

神门穴

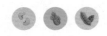
冠心病按摩辨证加减

痰浊内阻型：加脾俞、胃俞、大肠俞、足三里、丰隆、三阴交

按揉脾俞

定位：位于背部，第11胸椎棘突下，后正中线旁开1.5寸。

操作手法：用拇指指腹稍用力按压背部两侧的脾俞穴，两侧脾俞穴同时进行，每次2～3分钟。

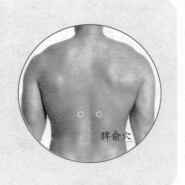

按揉胃俞

定位：位于背部，第12胸椎棘突下，后正中线旁开1.5寸

操作手法：用拇指指腹对胃俞穴进行环状按揉，每次2～3分钟。

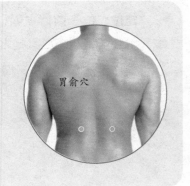

按揉大肠俞

定位：位于腰部，当第4腰椎棘突下，后正中线旁开1.5寸。

操作手法：将双手的拇指指腹置于两侧的大肠俞穴上，垂直用力按压穴位，并做环状按揉，每次2～3分钟。

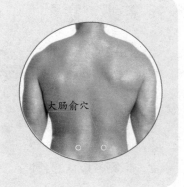

点按足三里

定位：位于小腿前外侧，犊鼻穴下3寸，距胫骨前嵴一横指（中指）。

操作手法：用拇指或中指指腹按住足三里穴，然后由浅入深慢慢加力，稍稍停留，再逐渐放松力度，来回按压，每次2~3分钟。

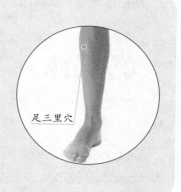

点按丰隆

定位：位于小腿前外侧，外踝尖上8寸，条口穴外1寸，距胫骨前缘二横指。

操作手法：用拇指或中指指腹按住丰隆穴，然后由浅入深慢慢加力，稍稍停留，再逐渐放松力度，来回按压，每次2~3分钟。

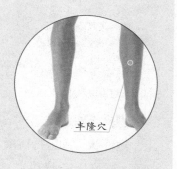

点按三阴交

定位：位于小腿内侧，当足内踝尖上3寸，胫骨内侧缘后方。

操作手法：用拇指或中指指腹按住三阴交穴，然后由浅入深慢慢加力，稍稍停留，再逐渐放松力度，来回按压，每次2~3分钟。

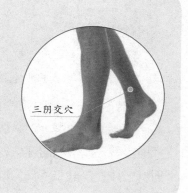

胸阳痹阻型：加章门、期门、风池、巨阙、膻中、腹部

按揉章门

定位：位于人体侧腹部，当第11肋游离端的下方。

操作手法：用拇指指腹对两侧章门穴做环状运动进行按摩，力度以微感酸痛为宜，每次2～3分钟。

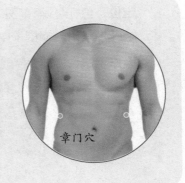

章门穴

按揉期门

定位：位于胸部，在第6肋间隙，前正中线旁开4寸处。

操作手法：将拇指放在两侧期门穴上，做环状运动进行按摩，力度以微感酸痛为宜，每次2～3分钟。

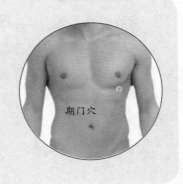

期门穴

揉按风池

定位：位于项部、枕骨之下，与风府相平，胸锁乳突肌与斜方肌上端之间的凹陷处。

操作手法：两眼平视前方，双手置于头两侧，两手拇指分别紧按两风池穴，向上揉时吸气，向下揉时呼气，也可顺时针或逆时针轻按，以酸胀不痛为准。

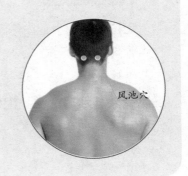

风池穴

按揉巨阙

定位： 位于上腹部，前正中线上，当脐中上6寸。

操作手法： 将拇指指腹置于巨阙穴上，顺时针方向旋转按揉，每次2～3分钟。

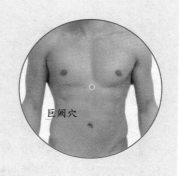

指揉膻中

定位： 位于胸部，前正中线上，两乳头连线的中点。

操作手法： 用一手拇指或中指着力，按在膻中穴上，腕关节旋转转动，使该处的皮下组织轻柔缓和地回旋揉动，每次2～3分钟。

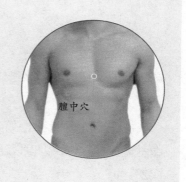

摩上腹

定位： 上腹部。

操作手法： 将左手掌心叠放在右手手背上，右手掌心放在上腹部，用适当的力气以顺时针方向环形揉动，每次约5分钟。

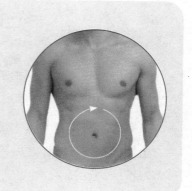

心血瘀阻型：加厥阴俞、肝俞、期门、巨阙、三阴交

按揉厥阴俞

定位： 在背部，当第4胸椎棘突下，旁开1.5寸处。

操作手法： 用双手拇指按压在厥阴俞穴上，用力深按30秒，然后松开休息，连续反复多次。然后沿顺时针方向按揉厥阴俞穴2分钟左右，再沿逆时针方向按揉穴位2分钟即可。

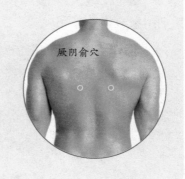

按揉肝俞

定位： 在背部，当第9胸椎棘突下，旁开1.5寸处。

操作手法： 将拇指置于穴位上，用指腹垂直按揉穴位，力度以出现酸痛为宜，每次2分钟。

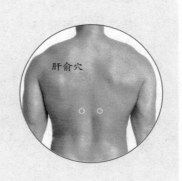

按揉期门

定位： 位于胸部，当乳头直下，第6肋间隙，前正中线旁开4寸。

操作手法： 用拇指指腹着力于期门穴之上按揉，持续数秒之后，渐渐放松，每次每穴按压2分钟。

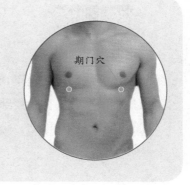

按揉巨阙

定位： 位于上腹部，前正中线上，当脐中上6寸。

操作手法： 将食指或中指按压在巨阙穴上，先顺时针方向按揉，再逆时针方向按揉，连续按揉2分钟。

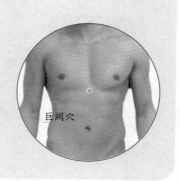

按揉三阴交

定位： 位于小腿内侧，当足内踝尖上3寸，胫骨内侧缘后方。

操作手法： 把拇指或中指指腹放在对侧的三阴交穴位上，先顺时针方向按揉，再逆时针方向按揉，连续按揉2分钟。

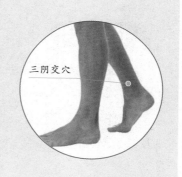

心肾阳虚型： 加肾俞、命门、至阳、太冲、听宫、耳门

按揉肾俞

定位： 位于腰部，第2腰椎棘突旁开1.5寸处。

操作手法： 用拇指或一手食、中指指腹按揉肾俞穴，每次1~2分钟。

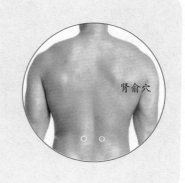

按揉命门

定位： 位于腰部，当后正中线上，第2腰椎棘突下凹陷处。

操作手法： 用拇指或中指指腹按揉命门穴1~2分钟。

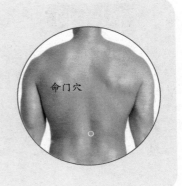

按揉至阳

定位： 位于背部，当后正中线上，第7胸椎棘突下凹陷中。

操作手法： 用拇指或中指指腹按揉至阳穴1~2分钟。

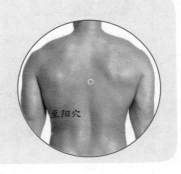

指揉太冲

定位： 位于足背，第1、2趾跖骨连结部前方凹陷中

操作手法： 用中指或拇指的桡侧端吸定在太冲穴上，做回旋的运动，力度和缓、均匀、有力，每次揉1~2分钟。

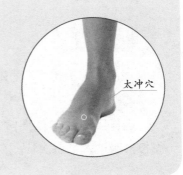

按揉听宫

定位： 位于面部，耳屏前，下颌骨髁状突的后方，张口时呈凹陷处。

操作手法： 用双手中指指腹轻轻按揉，力度以有酸胀感为佳，每次1～2分钟。

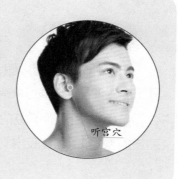

听宫穴

按揉耳门

定位： 位于面部，当耳屏上切迹的前方，下颌骨髁突后缘，张口有凹陷处。

操作手法： 患者仰卧，微微张口，用双手拇指指腹轻轻按揉，每次1～2分钟。

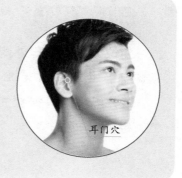

耳门穴

气阴两虚型：加中脘、血海、足三里、脾俞、肝俞

按揉中脘

定位： 位于上腹部，前正中线上，当脐中上4寸。

操作手法： 用掌根按揉中脘穴，每次1～2分钟。

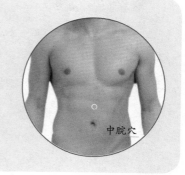

中脘穴

按揉血海

定位： 位于大腿内侧，髌底内侧端上2寸，当股四头肌内侧头的隆起处。

操作手法： 位于股前区、膝盖上缘，髌底内侧端上2寸，股内侧肌隆起处。

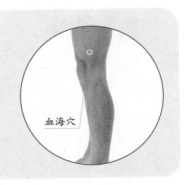
血海穴

按揉足三里

定位： 位于小腿外侧，犊鼻下3寸，犊鼻与解溪连线上，距胫骨前缘一横指。

操作手法： 用拇指指腹按揉足三里穴，每次1~2分钟。

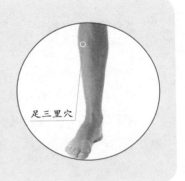
足三里穴

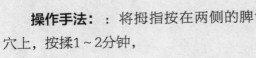
按揉脾俞

定位： 位于背部，当第11胸椎棘突下，旁开1.5寸处。

操作手法： ：将拇指按在两侧的脾俞穴上，按揉1~2分钟，

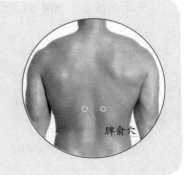
脾俞穴

按揉肝俞

定位： 位于背部，当第9胸椎棘突下，旁开1.5寸。

操作手法： 用拇指或手食、中指指腹按揉肝俞穴，每次1~2分钟。

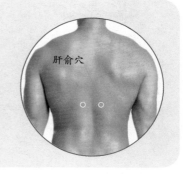

阳虚欲脱型：加腹、气海、关元、膻中、内关、足三里、三阴交

摩腹

定位： 上腹部。

操作手法： 将左手掌心叠放在右手手背上，右手掌心放在上腹部，用适当的力气以顺时针方向环形揉动，每次约5分钟。

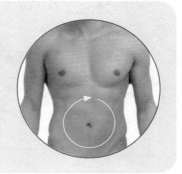

按揉气海

定位： 位于下腹部，前正中线上，当脐中下1.5寸。

操作手法： 用拇指顺时针按揉气海穴，力度适中，每次1~2分钟。

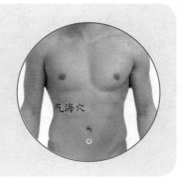

按揉关元

定位： 位于下腹部，前正中线上，当脐中下3寸。

操作手法： 用拇指顺时针按揉关元穴，力度适中，每次1~2分钟。

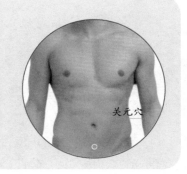

关元穴

按揉膻中

定位： 位于前正中线，平第4肋间，两乳头连线的中点。

操作手法： 用中指指端按揉膻中穴，每次1~2分钟。

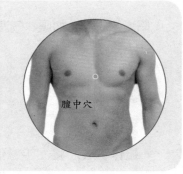

膻中穴

揉按内关

定位： 位于前臂掌侧，当曲泽与大陵的连线上，腕横纹上2寸，掌长肌腱与桡侧腕屈肌腱之间。

操作手法： 用拇指垂直按在内关穴上，顺时针的方向进行揉按，每次1~2分钟。

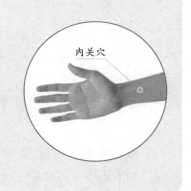

内关穴

揉足三里

定位： 位于小腿外侧，犊鼻下3寸，犊鼻与解溪连线上，距胫骨前缘一横指。

操作手法： 用拇指指腹或掌根部分压按在足三里穴上，以腕关节或掌指关节为主做回旋状的缓和揉动。

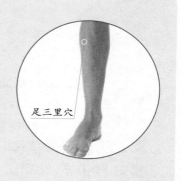

足三里穴

按揉三阴交

定位： 位于小腿内侧，当足内踝尖上3寸，胫骨内侧缘后方。

操作手法： 用拇指或中指指端放置于三阴交穴上，先顺时针方向再逆时针方向按揉，每次1~2分钟。

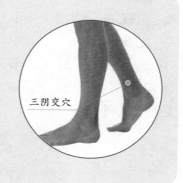

三阴交穴

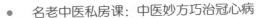
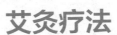

艾灸疗法

　　艾灸，又称灸疗或灸法，是用有"长寿之草"之称的艾草作为主要原料，将艾叶制作成艾绒和艾条，然后在选定的穴位或特定部位上用各种不同的方法燃烧进行施灸。

　　艾灸疗法是我国传统医学的文化瑰宝，在我国已有数千年的历史。早在春秋战国时期，人们已经开始广泛使用艾灸法，如《庄子》中记载有"越人熏之以艾"，《孟子》中也有"犹七年之病，求三年之艾也"的记载。

　　随着人们对于艾灸的认识，艾灸作为一种"自然疗法"已备受当今医学界推崇，这一疗法不仅操作方法简单，并且安全可靠、适用范围广泛、疗效奇特、无不良反应、经济实惠，艾灸疗法深受人们喜爱，越来越多的人通过艾灸疗法来防治疾病。

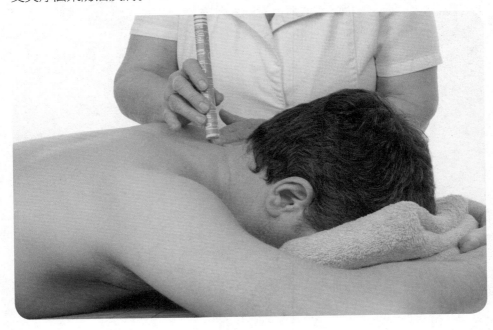

艾灸，养生、保健、治病的重要手段之一

艾灸通过对人体的穴位或特定部位施灸，产生温热刺激作用，可以改善人体的气血循行，疏经通络，调节脏腑功能，从而达到防病治病、长寿保健的作用，其主要作用体现在以下几个方面：

调和气血

正常的机体，气血在经络中周流不息、循序运行，如果由于外因的侵袭，人体或局部气血凝滞、经络受阻，就可能出现肿胀疼痛等症状和一系列功能障碍。此时，灸治一定的穴位，可以起到调和气血、疏通经络、平衡功能的作用。

行气通络

经络贯穿于人体各个部位，经络内联脏腑，外布体表肌肉，是运行气血、联系脏腑和体表及全身各部的通道。因为"六淫"（风、寒、暑、湿、燥、火）的侵袭，人体局部容易气血凝滞、经络受阻，出现肿胀疼痛等症状或一系列功能障碍。艾灸相应的穴位或特定部位，可起到疏通经络、调和气血的作用，还能增强人体的抗病能力。

温经散寒

人体正常的生命活动依赖气血的作用，气行则血行，气滞则血瘀，血在经脉中流动，完全靠"气"的推送，因此气行血才能畅。艾灸疗法是应用其温热刺激，起到温经通痹的作用。通过热灸对经络穴位的温热性刺激，可以温经散寒、加强机体气血运行。

扶阳固脱

阳气是人体健康的根本，人的寿命也跟阳气是否健旺有关。阳病则阴盛，阴盛则为寒、为厥，甚至元气虚陷、脉微欲脱。艾叶有纯阳的性质，再加上火本属阳，两阳相得，往往可起到很好的扶阳固脱的作用。

拔毒清热

很多人认为艾灸能够温煦经络，主要治疗寒证，其实艾灸疗法只要使用得

当，也能清热。也就是说，艾灸既能散寒，又能清热，能起到双向调节作用。

防病保健

我国古代医家非常重视"治未病"。"治未病"即采取相应的措施，防止疾病的发生发展。而艾灸除了有治疗作用外，还有预防疾病和保健的作用，是防病保健的重要方法之一。艾灸可温阳补虚，常灸足三里、中脘等穴，可使胃气盛壮，胃为水谷之海，荣卫之所出，五脏六腑皆受其气，胃气常盛，则气血充盈，人体就健康；命门穴是人体真火所在，为人之根本，常灸可保阳气充足；关元穴、气海穴为藏精蓄血之处，常灸可使精血充足，从而提升人体的免疫力，达到防病保健的作用。

常用的艾灸方法

艾条灸

艾条灸又称艾卷灸法，是将艾条点燃后在穴位或病变部位进行熏灸的方法。艾条灸是日常用得最多的一种灸法，因其方便、安全、操作简单，最适于进行家庭自我保健和治疗。根据其操作方法的不同，又分为温和灸、雀啄灸和回旋灸。

温和灸

施灸者手持点燃的艾条，对准施灸穴位或部位，在距离皮肤3厘米左右的高度进行固定熏灸，使施灸部位温热而不灼痛。温和灸时，注意不要灼伤皮肤，以患者自觉能够承受为度。也有用灸架将艾条固定于施灸穴位或部位上方进行熏灸的，可同时在多处进行灸治。进行温和灸时应注意周围环境的温度，以免因袒露身体而致伤风感冒。

雀啄灸

雀啄灸是指施灸者手持点燃的艾条，在距离施灸穴位或部位的上方约3厘米处，如鸟雀啄食一样做一上一下的活动熏灸，不固定于一定的高度。需要注意的是，向下活动时不可使艾条触及皮肤。

回旋灸

施灸者手持燃着的艾条，在施灸穴位或部位的上方约3厘米处，根据病变部位的形状做速度适宜的上下、左右往复移动或反复旋转熏灸，使局部3厘米范围内的皮肤温热而不灼痛。这一灸法适用于呈线状或片状分布的风湿痹痛、神经麻痹等范围稍大的病症。

艾炷灸

艾炷灸是将艾炷直接或间接置于施灸穴位或部位上进行施灸。制作艾炷时，先将艾绒置于手心，用拇指搓紧，再放到桌上，以拇指、食指、中指捻转成上尖、下圆、底平的圆锥状。麦粒大者为小炷，黄豆大者为中炷，蚕豆大者为大炷。在施灸

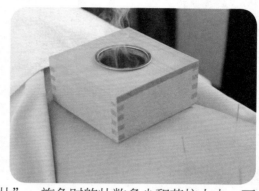

时，每燃完一个艾炷，称之为"一壮"。施灸时的壮数多少和艾炷大小，可根据疾病的性质、病情的轻重、体质的强弱来定。根据其操作方式的不同，可分为直接灸和间接灸两类。一般而言，用于直接灸时，艾炷宜小些；用于间接灸时，艾炷可大些。

直接灸

直接灸是直接将艾炷置于施灸穴位或部位上进行施灸。直接灸时多用中、小艾炷，可在施灸穴位或部位的皮肤上涂少许石蜡油或其他油剂，使艾炷易于固定，然后将艾炷直接放在穴位上，用火点燃尖端。当患者皮肤不能耐受灼热感时，用镊子将艾炷夹去，继而更换新艾炷施灸。

间接灸

间接灸是在艾炷与皮肤之间垫上某种药物进行施灸，具有艾灸与药物的双重作用，加之本法火力温和，患者易于接受。间接灸根据其衬隔物品的不同，分为隔姜灸、隔蒜灸和隔盐灸。

隔姜灸	取厚约0.3厘米的生姜一片，用细针在姜片上穿刺数孔，将姜片放置于施灸穴位或部位上，再将艾炷放到姜片上，点燃施灸。当患者感觉灼热不可忍受时，可用镊子将姜片向上提起，衬一些纸片或干棉花，放下继续灸；或用镊子将姜片提举稍离皮肤，灼热感缓解后重新放下再灸，直到局部皮肤潮红为止。此法简便，易于掌握，一般不会引起烫伤，可以根据病情反复施灸。
隔蒜灸	取新鲜独头蒜，切成厚约0.3厘米的蒜片，用细针在蒜片上穿刺数孔，放于施灸穴位或部位上，再将艾炷放到蒜片上，点燃施灸。也可取适量大蒜，捣成泥状，敷于施灸穴位或部位处，上置艾炷点燃施灸。
隔盐灸	此法仅用于脐窝部（神阙穴）施灸。用炒过的食盐填至略高于脐孔，再放上艾炷直接灸或隔姜片均可。若患者脐部凸起，可用水调面粉，搓成条状围在脐周，再将食盐放入面圈内隔姜施灸。

艾灸疗法的注意事项

　　艾灸疗法由于疗效显著、简便易行、价格低廉等特点，已经成为人们日常养生保健的常用疗法。但在操作过程中，如果使用不当，就会适得其反。那么，日常进行施救时需要注意哪些问题呢？

- 艾灸时应遵循从头到胸腹，再到四肢的顺序；先灸背部，再灸腹部；先灸左侧，再灸右侧。

- 施灸的时间长短应该是循序渐进的，施灸的穴位也应该由少至多，热度也是逐渐增加的。

- 施灸时应聚精会神，以免烧烫伤患者的皮肤。

- 心脏附近和大血管及黏膜附近要少灸或不灸，身体发炎部位禁止施灸，孕妇的腹部及腰骶部也属于禁灸部位。女性经期也不宜施灸。

- 过饥、过饱、醉酒、劳累等状态下，或情绪不稳定时不宜施灸。

- 艾灸前最好喝一杯温水，水的温度以略高于体温为宜。

- 对昏迷的病人、肢体麻木及感觉迟钝的患者和小儿，在施灸过程中灸量不宜过大。

- 施灸的过程中如果出现发热、红疹、皮肤瘙痒等异常症状时，不要惊慌，继续采用艾灸疗法灸治下去，这些症状就会消失。

- 在采用艾灸疗法治疗疾病的过程中，忌食生冷食物，如喝冷水、吃凉饭等，否则不利于疾病的治疗。

- 施用瘢痕灸前，要征求患者的意见并询问患者有无晕针史。颜面、大血管、关节处、眼周附近的某些穴位（如睛明、丝竹空、瞳子髎等）不宜用瘢痕灸。

- 施灸环境应保持空气清新，可以开窗通风，但应避免风直吹患者。冬夏季节，室内温度应适宜。

- 施灸完毕后，必须将艾条或艾炷彻底熄灭，以防发生火灾。

艾灸后的护理及调养

施灸的过程中身体会消耗元气来疏通经络，调补身体功能，绝大多数人在施灸过程中或施灸后不会产生不适感，但由于每个人的体质和病情的不同，少部分人可能会出现发热、疲倦、口干、长水疱等各种反应。所以，灸后的护理及调养是非常重要的。

灸后如果长了水疱，是湿气或其他毒素外排的表现。小的水疱无须处理，大的水疱须在严格无菌操作下将脓液引流减压，并注意包扎，避免感

染。施灸2～3天后如果出现局部红疹，多数属湿气外排的好转反应，无须担心。灸后如果伤口处发痒、发红、发肿、化脓，是伤口处湿热（或寒湿）外排的现象，属好转反应。施灸后会如果出现口干舌燥的现象，这表明体内的阴阳正在调整，阴不胜阳，这时应注意多喝温开水。

施灸后，患者要从心性、睡眠起居、饮食及运动调养等多方面加以调养。灸者要保持良好的心态和乐观的情绪，不可大悲大喜或者过于忧伤焦虑等，每天保证充足的睡眠，饮食上禁食一切生冷油腻的食物，不要饮酒，饮食宜清淡为主，以调养脾胃。灸后不宜剧烈运动，要以散步、打坐为主。此外，施灸后要注意保暖，避免受到风寒感染。

冠心病辨证艾灸疗法

痰浊内阻型

【取穴】

肺俞：位于背部，第3胸椎棘突下，旁开1.5寸。

脾俞：位于背部，第11胸椎棘突下，旁开1.5寸。

内关：位于手臂内侧，腕横纹上2寸。

神门：位于腕部，腕掌侧横纹尺侧端，尺侧腕屈肌腱的桡侧凹陷处。

丰隆：位于小腿外侧，外踝尖上8寸，胫骨前嵴两横指处，条口穴旁开1寸。

足三里：位于小腿前外侧，犊鼻穴下3寸，距胫骨前嵴一横指。

太白：位于足内侧缘，当第一跖骨小头后缘，赤白肉际凹陷处。

【艾灸疗法】

方法一：艾条温和灸，每穴灸10～15分钟。

方法二：艾炷灸，每穴3～5壮。

老中医提醒：以上方法任选一种即可，每日或隔日灸1次，10次为一个疗程。

胸阳痹阻型

【取穴】

内关：位于手臂内侧，腕横纹上2寸。

郄门：位于前臂掌侧，腕横纹上5寸，掌长肌腱与桡侧腕屈肌腱之间。

关元：位于下腹部，前正中线上，脐中下3寸。

血海：屈膝，右髌骨内上缘上2寸，当股四头肌内侧头的隆起处。

膻中：位于胸部，前正中线上，两乳头连线的中点。

厥阴俞：位于背部，第4胸椎棘突下，旁开1.5寸处。

水分（肢体浮肿者加灸）：位于上腹部，前正中线上，脐中上1寸。

【艾灸疗法】

艾条温和灸，每穴灸10分钟。

老中医提醒：每日灸1次，10次为一个疗程，每两个疗程间隔3天。

心血瘀阻型

【取穴】

心俞：位于背部，第5胸椎棘突下，旁开1.5寸。

膈俞：位于背部，第7胸椎棘突下，旁开1.5寸。

肝俞：位于背部，第9胸椎棘突下，旁开1.5寸。

气海：位于下腹部，前正中线上，脐下1.5寸。

血海：屈膝，右髌骨内上缘上2寸，当股四头肌内侧头的隆起处。

少海：屈肘，肘横纹内侧端与肱骨内上髁连线的中点处。

曲泽：位于肘横纹中，当肱二头肌肌腱的尺侧缘。

【艾灸疗法】

艾条温和灸，每穴灸15分钟。

老中医提醒：每日灸1次，5次为一个疗程，每一个疗程间隔2天。

心肾阳虚型

【取穴】

厥阴俞：位于背部，第4胸椎棘突下，旁开1.5寸处。

心俞：位于背部，第5胸椎棘突下，旁开1.5寸。

肾俞：位于腰部，第2腰椎棘突下，旁开1.5寸。

至阳：位于背部，当后正中线上，第7胸椎棘突下凹陷中。

太溪：位于足内侧，内踝尖与跟腱后缘连线的中点凹陷处。

足三里：位于小腿前外侧，犊鼻穴下3寸，距胫骨前嵴一横指。

【艾灸疗法】

方法一：每次选用以上2～4个穴位进行艾炷灸，每穴灸5～7壮。

方法二：每次选用以上4～6个穴位进行艾条温和灸，每穴灸10分钟。

老中医提醒： *每日灸1次，10次为一疗程，每两个疗程间隔3天。*

气阴两虚型

【取穴】

心俞：位于背部，第5胸椎棘突下，旁开1.5寸。

膻中：位于胸部，前正中线上，两乳头连线的中点。

气海：位于下腹部，前正中线上，脐下1.5寸。

关元：位于下腹部，前正中线上，脐下3寸。

间使：位于前臂掌侧，腕横纹上3寸，掌长肌腱与桡侧腕屈肌腱之间。

大陵：腕横纹的正中，掌长肌腱与桡侧腕屈肌腱之间。

【艾灸疗法】

方法一：每次选以上3～5个穴位进行艾条温和灸，每穴灸10分钟。

方法二：每次选以上2～4个穴位进行艾条温和灸，每穴灸5～7壮。

老中医提醒： *每日灸1次，7次为一个疗程，每一个疗程间隔3天。*

阳虚欲脱型

【取穴】

心俞：位于背部，当第5胸椎棘突下，旁开1.5寸。

肾俞：位于腰部，第2腰椎棘突下，旁开1.5寸。

命门：位于腰部，后正中线上，第2腰椎棘突下凹陷处。

关元：位于下腹部，前正中线上，脐中下3寸。

百会：位于头部，当头部正中线两耳尖连线的中点。

内关：位于手臂内侧，腕横纹上2寸。

足三里：位于小腿前外侧，犊鼻穴下3寸，距胫骨前嵴一横指。

【艾灸疗法】

方法一：每次选以上4～6个穴位进行艾条温和灸，每穴灸10分钟。

方法二：每次选以上2～4个穴位进行艾条温和灸，每穴灸5～7壮。

老中医提醒：以上方法任选一种即可，每日灸1～2次，直到症状得到缓解。

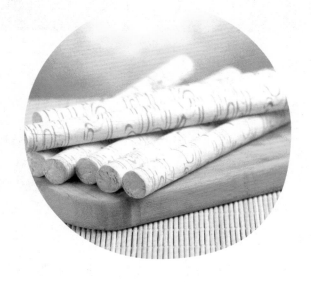

刮痧疗法

　　刮痧是以中医脏腑腧穴理论为指导，通过特制的刮痧器具和相应的手法，在体表操作部位涂抹如刮痧油等介质后，进行反复刮拭、摩擦，从而达到活血化瘀、舒筋通络等作用的一种自然疗法。因其操作简便、费用低廉、见效快的特点，临床应用比较广泛，非常适合日常家庭保健。

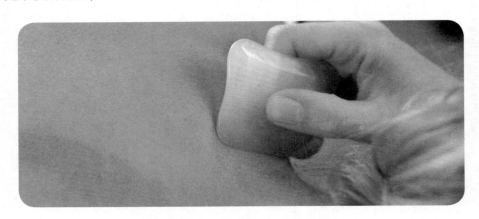

刮痧的作用

通经络，调气血

　　中医认为，经络是气血运行的通道，内溉脏腑，外濡腠理，以维持人体的正常生理功能。若经络不通，就会导致局部组织气血不和，久而产生疾病，故中医有"不通则痛，不痛则通"的说法。刮痧疗法通过反复刮拭病变部位，能有效疏通病变部位的经络，使气血运行更为畅通。

消除疼痛

　　刮痧可以有效防止损伤后的肌肉附着点、筋膜、韧带、关节囊等发生粘

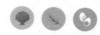

连、纤维化等病理变化；可以消除深沉部的肌肉紧张痉挛，以消除疼痛。

活血化瘀

人体肌肉、韧带、骨骼一旦受到损伤，在局部产生瘀血，会使经络气血流通不畅，若瘀血不消，则疼痛不止。这时在局部或相应位置进行刮拭，可以促进刮拭部位及周围的血液循环，增加血流量，从而起到活血化瘀、祛瘀生新的作用。

促进代谢，排除毒素

刮痧运用刮痧板在皮肤上刮拭，让皮肤毛孔舒张开来，还可使局部组织形成高度充血，血管神经受到刺激后使血管迅速扩张，血流量随之增多，血液循环加快，白细胞吞噬作用及搬运力量也会加强，加速了体内废物、毒素的排出。

清热消肿

根据中医"热则疾之"的原理，刮痧通过对皮肤的刺激，可使内部热邪透达体表，最终排出体外，从而达到清热的目的。所以正确刮痧可以清除体内的热邪。

扶正祛邪

当人体正气虚弱时，外邪易乘虚而入，通过补虚泻实的手法刮拭相关穴位及部位，可使肌肤腠理得以开启疏通，脏腑功能得以增强，滞于经络穴位及相应组织器官内的风、寒、痰、湿、瘀血、火热、脓毒等各种邪气可以从皮毛透达于体外，使经络得以畅通，以保持身体健康。

选择合适的刮痧工具

对于经常刮痧的人来说，刮痧前的准备工作是非常重要的，直接关系到刮痧的效果。一般来说，刮痧前需要准备两种物品，一种是刮痧板，另一种是刮痧油。

刮痧板的选取

刮痧板是刮痧的主要工具。从质地上来说，常用的刮痧板的主要材料有水牛角、砭石和玉石三种。

水牛角刮痧板　水牛角刮痧板的使用最为广泛。水牛角本身就是一种中药材，具有清热解毒、凉血、定惊、行气等功效，对人体肌表无不良刺激。水牛角刮痧板质地坚韧，光滑耐用，通过刮痧板与人体摩擦生热，可使水牛角中的蛋白轻微溶解，还可以起到滋润皮肤的作用。

砭石刮痧板　砭石质感细腻、柔和，摩擦皮肤时患者会感觉非常舒服。砭石能促进新陈代谢，使新陈代谢所产生的毒素和废物迅速排出体外；能降低血液的黏稠度，防止血栓的形成，还能改善微循环。

玉石刮痧板　玉性味甘平，入肺经，具有清音哑、止烦渴、定虚喘、安神明、滋养五脏六腑的作用，是具有清纯之气的良药，可避秽浊之病气。玉石含有人体所需的多种微量元素，有滋阴清热、养神宁志、健身祛病的作用。玉质刮痧板有助于行气活血、疏通经络，对人体没有不良反应。

刮痧板除了材质上存在差异，形状上也各有不同。通常标准的刮痧板呈长方形，长约10厘米，宽约6厘米，一侧厚，另一侧薄。四角圆钝，宽侧的一边呈凹形。保健刮痧时用厚的一侧，治疗疾病时用薄的一侧。呈凹形的一侧用于刮拭脊柱、手指、足趾等部位，圆钝的四角则用于按压经脉、穴位和敏感点等部位。

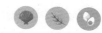

此外，市面上常见到方形、鱼形、三角形、月牙形、S形等刮痧板，可以运用在不同部位。

- 方形刮痧板：可用于面部、背部、肩颈、手部刮痧。
- 鱼形刮痧板：形状像一条小鱼，适合于面部刮痧。
- 三角形刮痧板：主要适用于头部。
- 月牙形刮痧板：可用于四肢和肩颈部位。
- S 形刮痧板：常用于手臂、脸部、颈部，也称为美容刮痧板。

刮痧油的选取

刮痧油是刮痧必备的润滑油，是中医外用药，由具有清热解毒、活血化瘀、消炎镇痛作用的中药与渗透性强、润滑性好的植物油加工而成。刮痧油能起到两方面的作用，一是减少阻力，增加润滑度，减轻疼痛，保护皮肤；二是具有药物作用，能加速病邪外排。需要注意的是，刮痧油不适用于面部，面部刮痧建议用美容刮痧乳。

8 种常用刮痧手法

刮痧要学会正确的持板方法及刮痧手法，才能达到防病保健的效果。刮痧板的长边应横靠在掌心，拇指和其余四指分别握住刮痧板的两边，刮痧时用掌心的部位向下按压。刮痧根据刮拭的角度、身体适用范围等，可以分为面刮法、角刮法、点刮法、平刮法、立刮法、推刮法、揉刮法、按揉法等。

面刮法

将刮痧板的一半长边或整个长边接触皮肤，刮痧板向刮拭的方向倾斜30°～60°，自上而下或从内到外均匀地向同一方向直线刮拭。此法是刮痧最常用的、最基本的手法，可用于背部、腰骶部和下肢部。

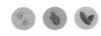

角刮法

角刮法又分为单角刮法和双角
刮法。

单角刮法：用刮痧板的一
角，朝刮拭的方向刮，板面与皮
肤呈45°倾斜，在穴位上自上而
下进行刮拭。适用于全身各部位
或穴位的刮痧。刮拭时不宜过于
生硬，因为角刮法便于用力，所以
要避免用力过猛而伤害皮肤。

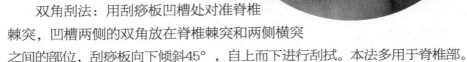

双角刮法：用刮痧板凹槽处对准脊椎
棘突，凹槽两侧的双角放在脊椎棘突和两侧横突
之间的部位，刮痧板向下倾斜45°，自上而下进行刮拭。本法多用于脊椎部。

点刮法

将刮痧板角部与穴位呈90°，垂直向下按压，力度由轻到重，按压片刻
后立即起，使肌肉复原。多次重复，手法连贯。这种方法适用于无骨骼的软
组织处和骨骼缝隙、凹陷部位，多用于实证的治疗。

平刮法

将刮痧板的一半长边或整个长边接触皮肤，刮痧板向刮拭方向倾斜的角
度小于15°，自上而下均匀地向同一方向直线刮拭，刮拭时向下的按压力要
大，刮拭速度缓慢。平刮法是诊断和刮拭疼痛区域的常用方法。

立刮法

让刮痧板与穴位区呈90°垂直，刮痧板始终不离皮肤，并施以一定的压
力，做短距离前后或左右摩擦刮拭。此法常用于头部穴位的刮拭。

推刮法

将刮痧板的一半长边或整个长边接触皮肤，刮痧板向刮拭方向倾斜的角
度小于45°，自上而下均匀地向同一方向直线刮拭，刮拭速度慢，按压力

大，每次刮拭的长度要短。本法常用于肩背部、腰骶部和下肢部的刮拭。

揉刮法

以刮痧板整个长边或一半长边接触皮肤，刮痧板与皮肤的夹角小于15°，均匀、缓慢、柔和地做弧形旋转刮拭，力度宜轻柔。本法适用于全身各个部位。

按揉法

按揉法有平面按揉法和垂直按揉法之分。

平面按揉法：用刮痧板角部的平面以小于20°的角度按压在穴位上，做柔和、缓慢的旋转运动，刮痧板始终不离开皮肤。

垂直按揉法：将刮痧板与穴位区呈90°，垂直按压在穴位上，做柔和、缓慢的旋转运动，刮痧板始终不离开皮肤。

刮痧操作要领

正确的刮痧主要体现在刮痧的握板方法及刮痧时刮拭的角度、力度，刮痧的先后顺序和刮痧方向、刮痧的时间等方面。

手握刮痧板的方法

握持刮痧板时，应根据刮痧板的形状与大小，采用便于操作的握板方法，通常有单手握板法与双手握板法。单手握板是将刮痧板放置在一手的掌心，一侧由拇指固定，另一侧由食指与中指固定，或由拇指以外的其余四指固定；双手握板是在单手握板的基础上，放上另一只手作为辅助。

刮拭角度

刮拭角度以有利于减轻被刮拭者疼痛感和方便刮拭者刮拭为原则。当刮痧板与刮拭方向的角度大于45°时，会增加疼痛感，所以刮拭角度的夹角一般为30°~60°，以45°角最常用。在疼痛敏感的部位，最好小于15°。

刮拭力度

刮痧时巧用指力与腕力，力道要由轻到重，始终保持一定按压力。当

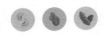

然，按压力也不是越大越好，要根据体质、病情和局部解剖结构区别对待，一般以患者能承受为准。用重力刮痧时，需逐渐加大按压力，使身体适应，以减轻疼痛。

刮拭顺序

刮痧的过程中，一般先头面后手足，先背腰后胸腹，先上肢后下肢，先外侧后内侧，按照这样的顺序逐步刮痧。当进行全身刮痧时，先俯卧位刮拭头→颈→肩→背腰→下肢的后侧，然后仰卧位刮拭上肢→胸腹→下肢前面。

刮拭方向

刮痧的方向一般是由上向下、由内向外、由肢体近端到肢体远端，进行单方向的刮拭。特殊的部位，如头部采用梳头式的刮法，百会穴用四周放射式刮法，面部由下向上刮拭。

刮痧的时间

在临床应用中，局部刮痧的时间一般每次为10~20分钟，全身刮痧一般为20~30分钟。到下一次刮痧的间隔时间一般为一周左右，或是皮肤上的痧痕痧象消退且按压无痛感时。

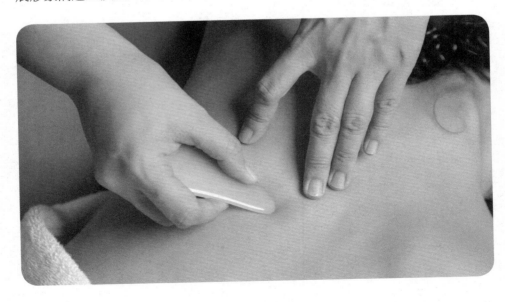

通过痧象看病情

刮痧通过对表面皮肤的反复刮拭，使皮肤毛孔微张，局部皮肤产生热感，体内的病邪随之排出，有的部位会出现颜色不同的痧象，有时候会在皮肤下深层部位触及大小不一的包块状痧，这些都属于刮痧后的正常反应，这些痧象其实是我们身体发出的不健康的信号。

刮出的痧一般5~7天会自行消退。痧消退的时间与出痧的部位、痧的颜色和深浅有密切关系，胸背部、上肢、皮肤表面、颜色比较浅的痧消退较快，下肢、腹部、颜色较深以及皮肤深部的痧消退得比较慢。

痧象的出现是刮痧后的一种正常反应，且每个人由于体质、身体状态的不同而存在差异，一般来说有下面几种情况：

- 刮拭后，未出现明显的痧象或只有少量红点，这表明患者无病，身体健康。
- 痧象鲜红呈大面积分布的玫瑰色，表明患者体内蕴热。
- 痧象鲜红并伴有痛痒，表明患者体内有风热。
- 痧象色暗或发紫，表明患者体内气血瘀滞。
- 痧象发黑或呈黑紫色，天气寒冷时肌肤疼痛，表明体内多血瘀或风寒。
- 痧象在皮肤上出现不久，伴有少量液体分泌，表明患者体内有湿邪。
- 刮痧过程中，痧象由深转淡、由暗转红，斑块由片变点，表明患者病情转轻，治疗有效。

刮痧疗法注意事项

刮痧时需要注意的几个细节

刮痧治疗时，应注意室内保暖，尤其是在冬季应避开寒气和风口。夏季刮痧时，不能让风扇和空调直接吹刮拭部位。冬季天气寒冷刮痧时间宜长，夏季天气炎热刮痧时间宜短。

肌肉丰满处，宜用刮痧板的横面（薄面、厚面均可）刮拭。关节处、手指、脚趾、头面部等肌肉较少、凹凸不平之处宜用刮痧板棱角刮拭。

年迈、体弱、儿童、特别怕痛的患者可用间接刮痧法，即在刮痧部位放上一块干净的手绢或柔软的布，隔布刮痧，手法不可太重。

若刮痧处有疔疮疖肿、外伤瘢痕或皮肤溃烂，应避开这些部位。

刮痧时不能片面地追求出痧。出痧量的多少和疾病的性质、刮痧的部位、患者的体质以及刮痧的手法等诸多因素有关，不能片面地认为出痧越多，治疗效果就越好，从而过度地刮拭皮肤。出痧的多少与治疗效果并不完全成正比，只要按照正确的刮痧方法来操作，不管出痧多少，都会对疾病有治疗效果。

如果前一次刮痧部位的痧斑未退，则不宜在原处再一次进行刮痧。一般第二次刮痧时间需在3~6天之后，以痧退及无疼痛感为宜。一般来说，刮痧疗法3~5次为一个疗程，休息一周后再进行下一个疗程。刮痧时每次只治疗一种病，并且不可长时间刮拭，不可连续大面积刮拭，以免损伤体内正气。

刮痧后的护理细节

喝一杯热水　刮痧使毛孔张开，体内的邪气随之排出，会消耗体内部分津液，所以刮痧后应喝一杯热水，补充水分的同时，促进新陈代谢。避风和注意保暖很重要。

注意保暖　刮痧时皮肤汗孔处于开放状态，如遇风寒之邪，邪气容易通过张开的毛孔直接进入体内，对身体不利。一般来说，刮痧半小时后再进行室外活动比较合适。

不宜立即洗澡　刮痧后毛孔是张开的，如果立即洗澡，容易导致风寒之邪侵入体内，所以要等毛孔闭合后再洗澡。一般刮痧3小时后可以洗澡，但要注意水温，不宜冲凉水澡。

晕刮的处理

在刮痧过程中，患者如果出现头晕、目眩、心慌、出冷汗、面色苍白、四肢发冷、恶心欲吐等症状，称为晕刮。出现晕刮时，应及时停止刮拭，迅速让患者平卧，取头低脚高的体位。可以让患者饮一杯温开水或糖水，并注意保暖。休息片刻后，一般能恢复正常。如果恢复较慢，可用刮痧板按压人中穴，力道宜轻。或可在百会穴以及涌泉穴稍微刮拭，待有所好转，再在内关穴或足三里穴刮拭即可缓解。若晕刮仍然不解者，应立即采取急救措施或送往医院。

刮痧前要注意预防晕刮反应。对于初次接受刮痧治疗或者精神过度紧张及身体虚弱的患者，应做好解释工作，消除患者的顾虑。操作时手法要轻，多用补法（即刮拭速度慢、按压力小、刺激时间长）。操作者在刮痧时要精神专注，随时观察患者的神色，并询问患者的感受，一旦患者有不适的情况应及时调整刮痧手法或采取其他措施，防止出现晕刮。

刮痧的禁忌证

- 过饥过饱、过度疲劳、大渴时不宜进行刮痧。
- 严重心脑血管疾病急性期、肝肾功能不全者禁止刮拭。
- 凝血功能障碍患者禁止刮痧，如严重贫血、白血病等患者。
- 女性在怀孕期间、月经期间禁止刮拭腹部、腰骶部。
- 韧带、肌腱急性扭伤及外科手术疤痕处，均应在 3 个月之后方可进行刮痧。
- 感染性皮肤病患者、皮肤破溃处、严重下肢静脉曲张局部禁止刮拭。
- 眼睛、口唇、舌体、耳孔、鼻孔、肚脐、前后二阴等部位禁止刮痧。

冠心病常用刮痧疗法

冠心病日常保健刮痧疗法

刮痧主要穴位

大椎： 位于人体的颈部下端，第7颈椎棘突下凹陷中。

至阳： 位于背部，当后正中线上，第7胸椎棘突下凹陷中。

肺俞： 位于背部，第3胸椎棘突下，旁开1.5寸。

心俞： 位于背部，第5胸椎棘突下，旁开1.5寸。

膈俞： 位于背部，第7胸椎棘突下，旁开1.5寸。

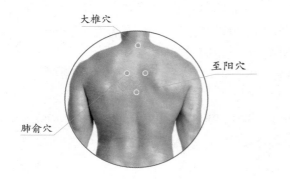

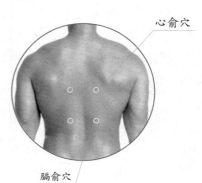

膻中： 位于胸部，当前正中线与两乳头连线的中点。

巨阙： 位于上腹部，前正中线上，肚脐中央上6寸。

乳根： 位于胸部，乳头直下，在第5肋间隙，前正中线旁开4寸。

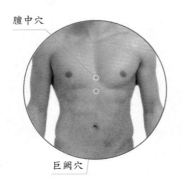

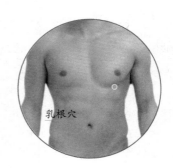

通里：位于前臂掌侧，当尺侧腕屈肌腱的桡侧缘，腕横纹上1寸。

神门：位于腕部，腕横纹尺侧端，尺侧腕屈肌腱的桡侧凹陷处。

内关：位于手臂内侧，腕横纹上2寸。

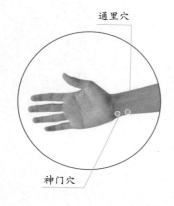
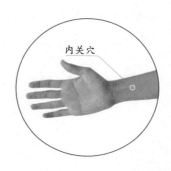

通里穴

内关穴

神门穴

刮痧基本操作

- 刮拭背部督脉，主要从大椎到至阳，刮20～30次。

- 刮拭背部脊柱旁的督脉，主要从肺俞到膈俞，每侧刮20～30次。

  然后压揉肺俞、心俞、膈俞，每穴压揉1分钟。

- 刮拭胸部的任脉，主要从膻中刮至巨阙，刮10～20次，以发红或出痧为宜，力道不宜过重。

- 从内向外沿着肋骨的走向，膻中以下、乳根以上区域的肋间隙，刮10～20次。注意避开乳头。

- 用单角刮法刮拭膻中和乳根局部区域，每穴刮10～20次。

- 刮拭前臂心经循行路线上的通里到神门区域，刮10～20次。

  然后用刮痧板角部压揉通里、神门、内关，每穴压揉1分钟。

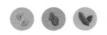

冠心病心绞痛的刮痧治疗方法

◎ **刮足太阳膀胱经**：由肺俞穴处沿脊柱两侧经厥阴俞、心俞、膈俞、肝俞、胆俞、脾俞、胃俞等穴，刮至肾俞穴处，刮20～30次。

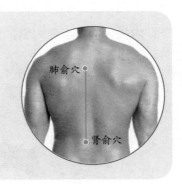

◎ **刮任脉**：由天突穴处沿正中线向下经膻中、巨阙等穴，刮至中脘穴处，刮20～30次。

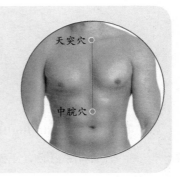

◎ **刮手厥阴心包经**：由肘部曲泽穴处沿前臂前侧经郄门、内关等穴，刮至手心劳宫穴处，刮20～30次。

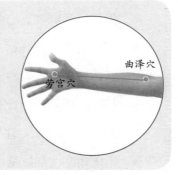

◎ **刮手少阴心经**：由通里穴刮至神门穴处，刮20～30次。

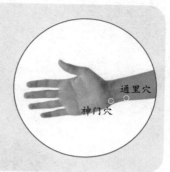

◎ **刮足阳明胃经**：由小腿外侧足三里穴处向下刮至丰隆穴处，刮20～30次。

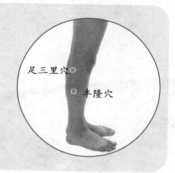

◎ **刮足少阴肾经**：由小腿内侧三阴交处刮至太溪穴处，刮20～30次。

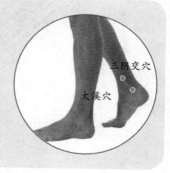

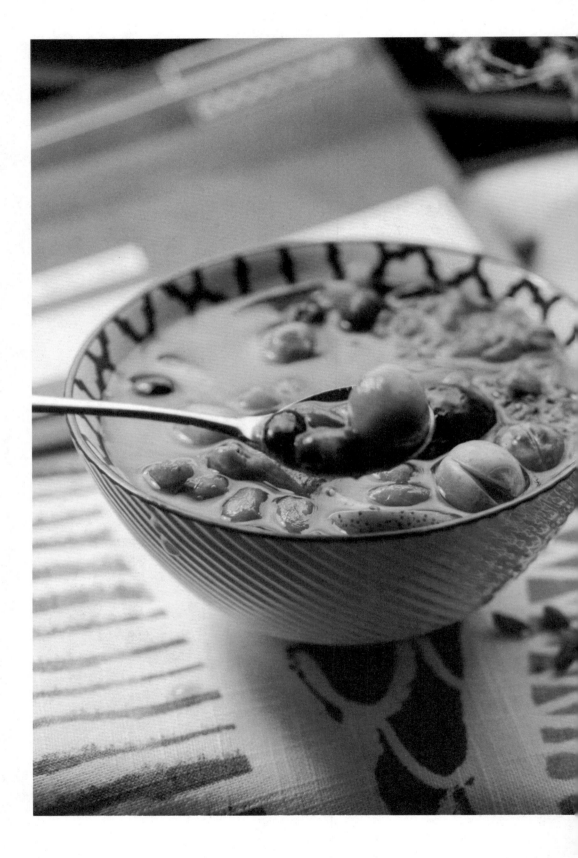

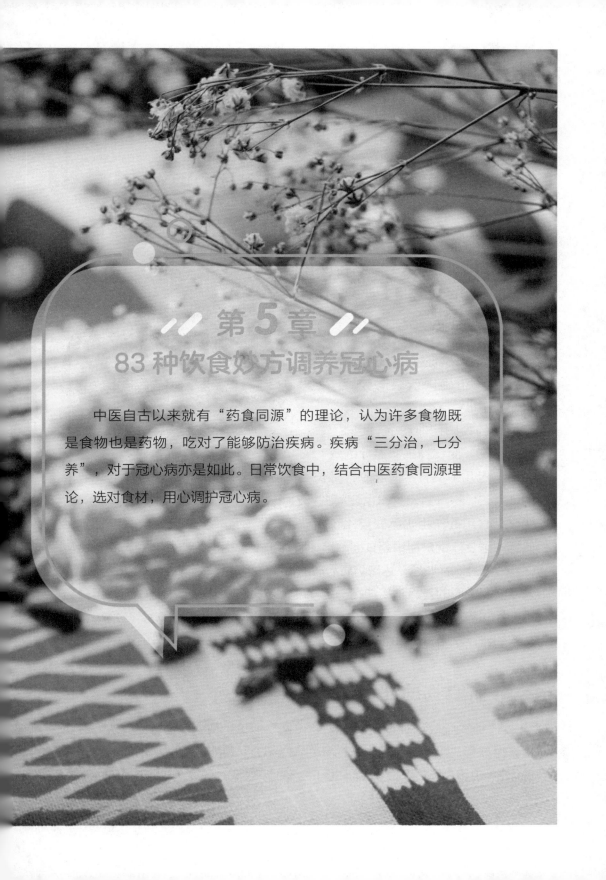

第5章

83 种饮食妙方调养冠心病

中医自古以来就有"药食同源"的理论，认为许多食物既是食物也是药物，吃对了能够防治疾病。疾病"三分治，七分养"，对于冠心病亦是如此。日常饮食中，结合中医药食同源理论，选对食材，用心调护冠心病。

药食同源，中医食疗巧治冠心病

药食同源指许多食物既有治病的作用，也能当作饮食之用，即可药食两用。中医早就有药食同源之说。

大家都知道药物是用来保健和治病的，药物的治疗药效强，用药正确则效果比较突出。但古人云："是药三分毒。"药物即使作用强，也不能经常吃。而食物虽然治疗的效果弱，但几乎没有不良反应，可长期食用，日积月累，身体也会发生质的变化，食用的作用也就变得比较明显了。因此，中医食疗就是利用药食同源这一特点，根据疾病的营养需要，利用日常食物，通过饮食调理，达到防病治病的目的。

需要说明的是，食物能在一定程度上防病治病，但如果想单纯使用食物进行疾病的治疗是不太可能的，治疗要以药物为主、食疗为辅，药物和食物有效结合，才能起到明显的作用。对于冠心病患者来说，也是如此。

了解食物的性和味

古代医学家将中药的"四性""五味"理论运用到食物之中，认为每种食物也具有"四性""五味"。每种食物都有其特定的性味，不同的性味对身体的作用和功效不同，只有掌握了食物的四性和五味，才能越吃越健康。

食物的四性

食物的"性",即食物具有不同的属性,包括寒、凉、温、热四种特性,中医称为"四性"或"四气"。食物性质的确定,是从食物作用于身体后产生的反应总结概括出来的,属性一般可以通过功效来反映。

寒凉性食物属于阴性,有清热、泻火、凉血、解毒等功效。适用于热性体质和病症的食物,多属于凉性或寒性食物。例如,适用于发热、口渴、烦躁等征象的西瓜,适用于咳嗽症状的梨等都属于寒凉性质的食物。

温热性食物属于阳性,有散寒、温经、通络、助阳等功效。适用于寒性体质和病症的食物,多属于温性或热性食物。例如,适用于风寒感冒、发热、恶寒、流涕、头痛等征象的生姜、葱白、香菜,适用于腹痛、呕吐、喜热饮等征象的干姜、红茶,适用于肢冷、畏寒、风湿性关节痛等征象的辣椒、酒等,都是属于温热性质的食物。

此外,还有一种介于寒凉和温热性质之间的属性,称之为平性,即药性平和。平性食物多为一般营养保健品,适合于一般体质,寒凉、温热性病症的人都可选用。

常见的寒性食物	马齿苋、海带、紫菜、草菇、黄豆芽、绿豆芽、苦瓜(生)、空心菜、蕨菜、马蹄、松花蛋、螃蟹、蛤蜊、牡蛎肉、蛏子、田螺、鸭血、香蕉、柿子、哈密瓜、西瓜、柚子、桑葚、猕猴桃、甘蔗、甜瓜等。
常见的凉性食物	小米、小麦、大麦、荞麦、薏米、绿豆、豆腐皮、腐竹、豆腐、芹菜、茭白、菠菜、莴笋、竹笋、茄子、番茄、生菜、白萝卜(生)、丝瓜、黄瓜、冬瓜、黄花菜、西蓝花、蘑菇、鸭蛋、鸭肉、水牛肉、梨、枇杷、芒果、橘子、芦柑、火龙果等。
常见的热性食物	辣椒、胡椒、肉桂、茴香、羊肉等。

常见的
温性食物

糯米、紫米、葱、生姜、大蒜、白萝卜（熟）、韭菜、蒜薹、洋葱、香椿、南瓜、雪里蕻、鹅蛋、羊肉、黄牛肉、乌骨鸡、海虾、河虾、鳝鱼、带鱼、海参、石榴、番石榴、大枣、杏、荔枝、杨梅、龙眼、山楂、桃等。

常见的
平性食物

大米、玉米、燕麦、红豆、黄豆、扁豆、蚕豆、大白菜、茼蒿、胡萝卜、四季豆、土豆、胡萝卜、豇豆、山药、芋头、苦瓜、香菇、木耳、平菇、鸡蛋、猪肉、鸡血、鲫鱼、黄花鱼、鲈鱼、泥鳅、牛奶、酸奶、豆浆、菠萝、葡萄、橄榄、樱桃等。

食物的五味

食物的"味"，即滋味，包括食物的口味和功效之味。食物的口味通过人们的味觉器官可以直接感受到，如生姜味辛、白糖味甘等；所谓功效之味，即指食物的某种功效和作用，如动物的内脏、肉类，实际上并无甜味，但由于具有滋养补益的作用，所以标示为甘味。

根据食物的口味和功效不同，一般将食物分为酸、苦、甘、辛、咸五种，俗称"五味"。

◎ 酸味食物

酸味食物一般具有收敛、固涩、止污作用，比较适用于情绪急躁、久咳、多汗、久泄、尿频以及遗精等患者食用。酸味食物还有生津止渴、助消化的作用。

常见的酸味食物有马齿苋、番茄、菠萝、柠檬、山楂、橘子、柚子、橙子、木瓜、红豆、乌梅、醋等。

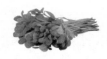
—马齿苋—

—番茄—

—柠檬—

—山楂—

◎ 苦味食物

苦味食物具有清热、燥湿、健胃、止咳平喘等作用,比较适合热病烦渴、中暑、目赤、疮疡浮肿等患者食用。

常见的苦味食物有苦瓜、苦菜、卷心菜、香椿、杏仁、白果、桃仁、海藻、淡豆豉、荷叶、茶叶、猪肝等。

—苦瓜—　　　—香椿—　　　—白果—　　　—猪肝—

◎ 甘味食物

甘味食物具有补益气血、调和脾胃、缓和疼痛、滋润营养等作用,气虚、血虚、阴虚、阳虚等患者均适合食用。

常见的甘味食物有很多,如大米、玉米、小米、大麦、小麦、绿豆、黑豆、红豆、黄豆、大白菜、菠菜、芹菜、莲藕、茄子、黄瓜、南瓜、冬瓜、胡萝卜、苹果、梨、葡萄、桃、芒果、香蕉、猪肉、牛肉、羊肉、鸡肉、青鱼、黄鱼、鲤鱼、鲫鱼、木耳、蘑菇、银耳、蜂蜜、牛奶、豆腐等。

—大米—　　　—玉米—　　　—大麦—　　　—绿豆—

—苹果—　　　—芒果—　　　—香蕉—　　　—木耳—

◎ 辛味食物

辛味食物具有发汗解表、行气、活血、化湿、开胃等作用。一般来说，感受风寒或风热的患者，可适当选择辛味食物以利于外邪逸散；因寒凝气滞引起胃痛、腹痛、痛经者，可选择辛味食物以利于行气散寒止痛；风寒湿患者也可选择辛味食物，以辛散风寒、温通血脉。

常见的辛味食物有生姜、韭菜、胡椒、辣椒、洋葱、蒜、芥菜、香菜等。

 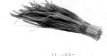

—生姜—   —韭菜—   —胡椒—   —辣椒—

◎ 咸味食物

咸味食物具有软坚散结、泄下等作用，适于痰热咳嗽、大便燥结以及体内结节、肿块等患者食用。

常见的咸味食物有小米、大麦、猪肉、猪肾、猪血、猪心、海蟹、海参、鲤鱼、苋菜、海带、紫菜、食盐等。

—小米—   —猪肉—   —猪血—   —海带—

食疗调理应遵循的五大原则

一日三餐定时定量

对于冠心病患者来说，一日三餐也须遵循"早餐吃好，午餐吃饱，晚餐吃少"的原则。上午比较忙碌，营养消耗量大，因此早餐要吃好。中午人体代谢最为旺盛，为满足生理需要，故宜吃饱。晚餐后不久就要休息，由于睡眠时人体新陈代谢活动显著降低，消化功能相对减弱，若吃得太饱，易导致消化不良。而且，傍晚是血液中胰岛素含量上升高峰期，极易促使血糖转化成脂肪贮存于体内。由于晚上血脂骤然升高，且睡着时人体的血流速度会明显减慢，因此晚餐过饱还易引起高血压、冠心病等疾病。冠心病患者晚上过食肥甘油腻，还易在睡眠中诱发心肌梗死，甚至突然死亡。因此，冠心病患者应该养成按时就餐的习惯，并控制好热量的摄入。一般早餐占全日盐量摄入量的35%～40%，以豆类、牛奶、鸡蛋等高蛋白食品为主；午餐占40%～45%；晚餐占20%～25%，且一定要清淡，可以多吃芹菜、香菇、木耳等降压的食物，同时多吃蔬菜，为身体补充膳食纤维，能有效控制血脂和血压，避免脂肪堆积。

吃饭要细嚼慢咽

细嚼慢咽能刺激消化液分泌，可以使食物得到充分的消化、吸收，对胃肠功能有一定的保护作用。同时，细嚼慢咽使血液有充裕的时间进行再分配，在保障消化系统血液充足的同时，不至于引起重要脏器血液供应的突然减少。此外，细嚼慢咽能让食欲中枢快速接收到饱腹信号，避免热量摄入超标。因此，平时养成细嚼慢咽的好习惯，对于冠心病患者而言尤其重要。

不挑食不偏食

在日常饮食中，应该"吃杂一点"，注意食物种类多样化，不挑食，不偏食，以保证营养的全面和均衡。若是营养缺乏则容易导致身体虚弱，容易被疾病侵袭，影响健康。血脂异常的冠心病患者，有一部分原因就是由于营养过剩或不均衡造成的。主食应粗细搭配，副食应荤素搭配，糖类、蛋白质、脂肪等比例适宜，做到三餐搭配合理，餐餐有蔬菜，保证热量平衡和营

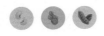

养充足，平衡膳食。

食物搭配讲究阴阳调和

中医认为，阴阳平衡是生命的根本。如果人体阴阳平衡，则身体健康；如果人体阴阳失衡，就会患病。

饮食也讲究阴阳平衡，我们所吃的食物都具有独有的特质，若按照中医的阴阳归纳，则"辛甘发散为阳，酸苦涌泄为阴，咸味涌泄为阴，淡味渗泄为阳"。因不同的食物对人体产生的影响也不同，在吃的时候需要注意搭配，做到阴阳相调，注意食物间相互制约和相互生化的作用，这样才能发挥其最大功效。例如，在补心阳食物中，加入青菜、青笋、白菜根、鲜果汁以及各种瓜类甘润之品，则能中和或柔缓温阳食物辛燥太过之偏；在养心阴食物中，加入胡椒、花椒、茴香、八角、干姜、肉桂等辛燥的调味品，就可调和或克制养阴品滋腻太过之偏。

提倡素食和淡食

贪食肥甘厚味，容易生痰化火，导致消渴、中风等病的发生。而且肥甘厚味脂肪含量高，人体摄入过多脂肪，会使脂肪堆积在体内，脂肪附着在血管壁上，导致血管腔变窄，致使动脉硬化；附着在心脏上，会导致脂肪心；积存在皮下和腹腔内，会造成过度肥胖。肥胖还会加重心脏负担，增加其缺血缺氧的风险。

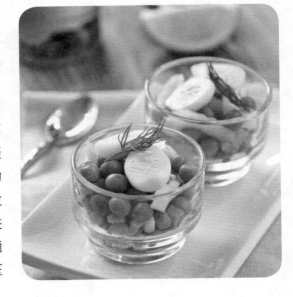

所谓淡食，并不是不吃有滋味的食品，而是饮食之味不要太过，特别是要控制盐的摄入量。研究发现，高血压、动脉硬化、心肌梗死等疾病的发病率，与过量食盐有密切关系。盐可以增加血容量，并通过内分泌和体液等因素使血压升高，加重动脉硬化，增加心脏负担。尤其是发生心力衰竭时，更应限制食盐的摄入。通常情况下，每日进食的食盐量应控制在5克左右为宜。

饮食调理的注意事项

辨证选用食疗方

人的体质有寒热虚实之分，疾病有虚实寒热之差异，药食有四气五味之特性。因此，具体运用食疗方时，要结合体质特点、疾病性质，辨证地选择适合自己的。

服用食疗方有禁忌

中药配伍遵循"七情"，即单行、相须、相畏、相使、相杀、相恶、相反。临床用药时，相须相使、相畏相杀是常用的配伍方法，而相恶相反则是配伍禁忌。

冠心病食疗方的慎用食品

动物的脑、脊髓、肝脏和其他内脏，以及蛋黄、少数鱼类、贝壳类（如蚌、螺、蛏、蚬、蟹）、墨鱼、鱿鱼、鱼子等，均含有大量的胆固醇。对一般人而言，经常食用含有大量胆固醇的食物，会导致多余的胆固醇沉积于血管壁形成脂肪斑块，从而导致血管管腔变窄，甚至形成血栓。对冠心病患者来说，冠状动脉发生堵塞或变得狭窄，再食用此类食物无疑会加重病情，引发心肌梗死。

研究表明，限制盐的摄入对控制高血压有积极的意义，而高血压是冠心病的主要危险因素。血压的降低可使心脏负荷下降，从而使心肌耗氧减少，有利于冠心病的防治。此外，当冠心病患者出现心力衰竭时，限制钠盐的摄入，可减轻心脏负荷，改善心脏功能，从而有利于疾病的治疗。

高糖饮食	摄入太甜的食物，容易造成体内的热量过剩，多余的热量会转化为脂肪，增加体重，甚至导致肥胖，从而诱发高血压、高脂血症、冠心病等。此外，进食过多甜食，容易导致高血糖，而血糖高是冠心病的主要危险因素，血糖升高使得三酰甘油合成增加，引起血脂升高，血液流动速度变慢，将导致心肌缺血、缺氧。所以，冠心病患者应忌食高糖食品，避免引起血糖过高。
油腻的食物	油腻的食物富含脂肪，摄入的脂肪过多，身体无法及时有效地代谢这些脂肪，会导致血清中所含的脂质过多，尤其是胆固醇的上升，会损伤动脉的内皮细胞，引起动脉粥样硬化。同时摄入过多脂肪会使血液黏稠度增高，进而诱发心肌缺血、缺氧。
浓茶、浓咖啡	茶叶和咖啡中所含的茶碱和咖啡因，可兴奋神经中枢，容易刺激血管，容易引起心跳加快、心律失常、兴奋或不安。冠心病心绞痛患者，喝过浓的咖啡和热茶时，更易产生上述这些不良影响。

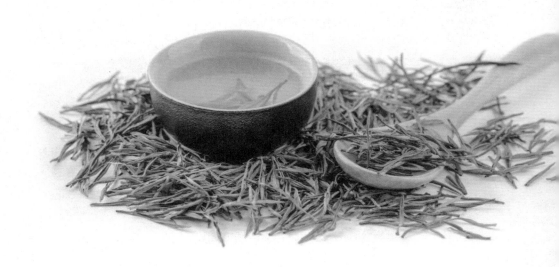

20 种冠心病患者宜喝保健药茶

银杏叶茶

原料： 银杏叶10克

做法：

① 砂锅中注入适量清水烧开，倒入备好的银杏叶，搅拌片刻。

② 盖上盖子，烧开后再用小火煮20分钟，至其析出有效成分。

③ 关火后揭开盖，将药材及杂质捞干净，盛出，装入杯中即可。

功效： 银杏叶具有敛肺平喘、活血止痛的功效，还能促进血液循环，适用于冠心病患者。

银杏叶杜仲茶

原料： 银杏叶5克，杜仲10克

做法：

① 砂锅中注入适量清水烧开，放入洗好的杜仲、银杏叶，搅拌匀。

② 盖上盖，煮沸后用小火煮约20分钟，至其析出有效成分。

③ 揭盖，转中火拌匀，略煮片刻。

④ 关火后盛出煮好的药茶，滤取茶汁，装入杯中即可。

功效： 银杏叶对心脑血管有益，可促进血液循环；杜仲含有杜仲胶、杜仲苷、有机酸、氨基酸等营养物质，有补益肝肾、强筋壮骨的功效。

桑寄生茶

原料： 桑寄生15克

做法：

① 砂锅中注入适量清水烧开，倒入备好的桑寄生，搅拌片刻。

② 盖上盖子，烧开后再用小火煮20分钟，至其析出有效成分。

③ 关火后揭开盖，滤取茶汁，装入杯中即可。

功效： 桑寄生含有齐墩果酸、槲皮素、羽扇豆醇、肉豆蔻酸等成分，有补肝肾、强筋骨、除风湿、通经络、降血压等作用。

罗布麻茶

原料： 罗布麻9克

做法：

① 砂锅中注入适量清水烧开，倒入洗净的罗布麻。

② 盖上盖，煮沸后用小火煮约10分钟，至其析出有效成分。

③ 关火后揭开盖，滤取茶汁，装入杯中即可。

功效： 罗布麻含有黄酮苷、酚性物质、有机酸、多糖苷、鞣质、类固醇等物质，有清火平肝、降脂降压等作用。

首乌银杏叶钩藤茶

原料： 制首乌10克，银杏叶5克，钩藤8克

做法：

① 砂锅中注入适量清水烧开，放入洗净的制首乌、银杏叶、钩藤，搅拌匀。

② 盖上盖，用小火煮20分钟，至药材析出有效成分。

③ 关火后揭开盖，滤取茶汁，装入杯中即可。

功效： 银杏叶具有活血养心、敛肺涩肠的功效，可用于治疗胸痹心痛等症；制首乌能养心安神、补肝益肾；钩藤可改善血液循环。

丹参红花陈皮茶

原料： 丹参5克，红花5克，陈皮2克

做法：

① 砂锅中注入适量清水烧开，倒入红花、丹参、陈皮，拌匀。

② 用大火煮开后转小火煮10分钟，至药材析出有效成分。

③ 关火后滤取茶汁，装入杯中即可。

功效： 丹参是养心要药，有活血祛瘀、养血安神的功效；红花可活血通经；陈皮能健脾行气。这款药茶能改善血液循环，消除身体中的瘀阻。

玉竹灵芝茶

原料： 玉竹6克，灵芝5克，麦冬4克

做法：

① 砂锅中注入适量清水烧开，倒入灵芝、玉竹、麦冬，拌均匀。

② 盖上盖，大火烧开后用小火煮约20分钟，至药材析出有效成分。

③ 关火后滤取茶汁，装入杯中即可。

功效： 玉竹具有养心阴、降血脂、增强免疫力等功效，灵芝可滋阴养肝、宁心神、强身体。

玉米须菊花茶

原料： 玉米须5克，菊花3克

做法：

① 砂锅中注入适量清水烧开，倒入洗净的玉米须、菊花，拌均匀。

② 盖上盖，大火烧开后用小火煮约15分钟，至药材析出有效成分。

③ 关火后滤取茶汁，装入杯中即可。

功效： 玉米须菊花茶具有散风清热、平肝明目的功效，对糖尿病、高血压等病症有很好的辅助调节作用。

山楂玉米须茶

原料： 干山楂10克，玉米须3克，蜂蜜少许

做法：

① 砂锅中注入适量清水烧开，放入洗净的玉米须、干山楂，搅拌匀。

② 盖上盖子，煮沸后用小火煮约15分钟，至其析出有效成分。

③ 关火后滤取茶汁，装入杯中即可，加入少许蜂蜜拌匀，趁热饮用即可。

功效： 玉米须有利尿、降压、利胆和止血等保健作用，这款茶具有活血化瘀、利水消肿、增进食欲的功效。

山楂川芎茶

原料： 鲜山楂30克，川芎、香附各少许

做法：

① 洗净的山楂去除头尾，切取果肉，备用。

② 砂锅中注入适量清水烧开，倒入山楂，放入备好的香附、川芎。

③ 盖上盖，烧开后用小火煮约10分钟，至药材析出有效成分。

④ 关火后搅拌均匀，盛出煮好的茶水即可。

功效： 山楂有消食活血的功效，香附能理气解郁，川芎能行气开郁、活血止痛。此茶具有促进消化、活血化瘀的作用。

三七丹参山楂茶

原料： 三七10克，山楂20克，丹参15克

做法：

① 砂锅中注入适量清水烧开，放入备好的三七、山楂、丹参，搅拌匀。

② 盖上盖，煮沸后用小火煮约15分钟，至其析出有效成分即可。

功效： 丹参具有清心除烦、活血调经、祛瘀止痛等功效，对心脏非常有益；三七具有散瘀止血、消肿定痛的功效，非常适合高脂血症、高血压病患者。

绞股蓝决明子三七花茶

原料： 决明子10克，绞股蓝4克，三七花5克

做法：

① 砂锅中注入适量清水烧开，倒入洗好的绞股蓝、决明子、三七花，搅拌匀，盖上盖，用小火煮 20 分钟，至药材析出有效成分。

② 关火后盛出煮好的药材，再滤入杯中，待稍微放凉即可饮用。

功效： 决明子能清热明目、润肠通便，绞股蓝、三七花均能清热平肝、降血压。此茶具有活血通络、改善血液循环的作用，能辅助降低血压。

党参桂圆大枣枸杞茶

原料： 桂圆肉10克，党参8克，大枣10克，枸杞4克

做法：

① 砂锅中注入适量清水烧开，放入洗净的桂圆肉、党参、大枣、枸杞。

② 盖上盖，用小火煮约 20 分钟，至药材析出有效成分即可。

功效： 党参有健脾益肺、养血生津的功效，桂圆具有补益心脾、养血安神的功效。桂圆肉、党参、大枣、枸杞四者同用，强身益胃又护心。

菊花人参蜜枣茶

原料： 贡菊10克，人参片5克，蜜枣12克，枸杞3克

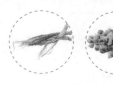

做法：

① 砂锅中注入适量清水烧开，倒入备好的贡菊、人参片、蜜枣、枸杞。

② 盖上盖，用小火煮约 20 分钟至药材析出有效成分即可。

功效： 蜜枣含有芦丁，可以软化血管、降低血压；人参是补阴佳品；枸杞可滋养肝肾之阴；贡菊亦能润燥养阴。这款药茶既滋润又祛燥。

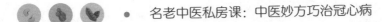

黄芪当归桂圆枸杞茶

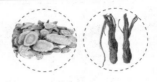

原料： 黄芪5克，当归8克，桂圆肉15克，枸杞3克

做法：

① 砂锅中注入适量清水烧开，放入洗净的黄芪、当归、桂圆肉、枸杞，搅拌匀。

② 盖上盖，烧开后再用小火煮约20分钟至药材析出有效成分。

③ 关火后盛出煮好的药茶，装入杯中即可。

功效： 黄芪有利于降血压、补气养血，当归具有补血活血、通经活络等功效。四药同用有助于气血双补，还有助于气血两虚所致的失眠、健忘、心慌的辅助治疗。

三七花活血降压茶

原料： 三七花干品3克。

做法：

将三七花放入杯中，用沸水冲泡，加盖闷10分钟即可。

功效： 本品具有活血化瘀、生津降压、清热解毒的作用。

丹参绿茶

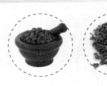

原料： 丹参3克，绿茶4克

做法：

① 将丹参制成粗末。

② 将丹参末与绿茶放入杯中，用沸水冲泡10分钟即可。

功效： 本品有祛瘀止痛、活血通经、清心除烦的作用。

泽泻首乌丹参茶

原料： 泽泻15克，丹参10克，何首乌5克，绿茶
5克

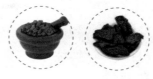

做法：

① 砂锅中注入适量清水烧开，放入备好的药材，轻轻搅拌匀。

② 盖上盖子，开始用小火煮约 10 分钟，至药材析出有效成分。

③ 关火后盛出煮好的药茶，滤取茶汁，装入杯中即可。

功效： 丹参具有祛瘀止痛、活血通经、清心除烦等功效，何首乌能润肠通便、降血脂、抗衰老、利尿驱寒。此茶非常适合高脂血症患者饮用。

桂花杏仁茶

原料： 绿茶水100毫升，杏仁4克，桂花2克，
冰糖20克

做法：

① 将泡好的绿茶水滤入碗中备用。

② 锅中倒入约 800 毫升清水烧开，放入洗净的杏仁，倒入绿茶水，再撒上洗好的桂花，轻轻搅拌匀，盖上盖，大火煮沸后转小火煮约 15 分钟。

③ 揭开盖，放入冰糖，煮 2 分钟至冰糖完全溶入汤汁中即可。

功效： 本品具有润肺定喘、降胆固醇、降低血压的功效，适合冠心病、高血压、高脂血症、免疫力低下等患者食用。

参叶宁心茶

原料： 人参叶5克

做法：

人参叶研成粗末，放入杯中，用沸水冲泡，加盖闷 10 分钟即可。

功效： 本品有补气益肺、滋阴降火、生津宁心的作用。

 专家提醒：
冠心病患者饮用保健药茶的注意事项

　　药茶是祖国传统医学宝库中的一个重要组成部分，其应用历史非常悠久。药茶是由食物和药物经冲泡、煎煮、压榨及蒸馏等方法制作而成的代茶饮用品。中药茶饮制作简单，喝起来比较方便，而且药茶一般选择比较平和的药材，不会像煎煮的药材一般难以下咽，但又保住了其疗效，非常适合慢性疾病患者用来调养身体。

　　药茶虽好，但并非百无禁忌的灵丹妙药，饮用药茶切不可盲目选择，也不能多多益善，应选择适合自身体质及身体状态的药茶，并适量饮。如果感到身体不适，应立即停止饮用，并咨询专业的医生。作为冠心病患者，建议在医生的指导下选择合适自己的药茶。

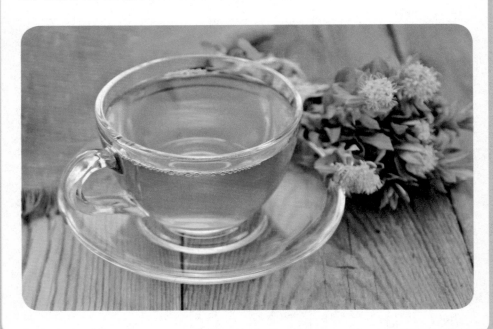

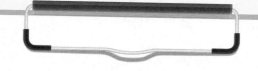

◎ 忌长期、过量、过浓、单一饮药茶

作为保健的药茶，冠心病患者要根据自身体质及身体状况来选择种类和用量，不宜长期过量饮用，也不宜喝过浓的药茶，更不可一年到头只喝单一一种药茶。

◎ 忌早晨空腹饮茶

在早晨，人的胃内残留物基本排空，此时饮药茶，尤其是含茶叶的药茶，不仅会引起肠胃不适，还可能损伤胃黏膜，引起慢性胃炎等。早晨最好饮用温水，药茶建议在饭后1小时左右饮用。

◎ 忌饭后马上饮茶

饭后马上饮茶，大量的水进入胃中会冲淡胃液，从而影响胃对食物的消化。如果是含茶叶成分的药茶，其中的单宁酸还会与食物中的蛋白质结合，生成一种不易消化的凝固物质，从而影响肠道对蛋白质的消化与吸收。

◎ 忌饮冷茶，忌睡前饮茶

冷茶在咽部可刺激迷走神经，引起迷走神经兴奋，导致心跳减慢，诱发心律失常。而晚上空腹喝药茶，尤其是含茶叶的药茶，常会使人精神兴奋，容易导致失眠。

◎ 老年人不宜饮寒性药茶

老年人不宜饮用绿茶、生茶、乌龙茶等属性偏寒的茶，以及鱼腥草、蒲公英、金银花等药性偏凉的材料配制的药茶，宜选择红茶、普洱熟茶、黑茶等充分发酵、偏温的茶，以及药性平和的药食材。

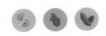

20 种冠心病患者宜喝保健药汤

银耳皂角米大枣汤

原料： 银耳1小朵，皂角米1小把，大枣5颗，冰糖适量

做法：

① 皂角米提前泡发。

② 银耳提前泡发，剪去根蒂，清洗干净后撕成小朵。

③ 将皂角米、银耳、大枣放入砂锅内，加足水量，开大火煮开后，转小火煮 1 小时。

④ 放入冰糖，搅拌至冰糖完全溶解即可。

功效： 银耳有补肺益气、养阴润燥之功效，与皂角米、大枣一起煲汤，非常适合高血压、血管硬化的女性调理身体之用。

海参大枣汤

原料： 海参30克，大枣5颗，冰糖适量

做法：

① 将海参清洗干净，放入锅内，加适量水，小火炖 1 小时。

② 加入大枣、冰糖，小火继续炖 20 分钟即可。

功效： 海参具有滋阴补血、补肾益精等功效，大枣可养血安神、益气健脾。海参配大枣、冰糖既可补气又可养血。

花旗炖鸽子汤

原料： 鸽子1只，花旗参5克，大枣10克，百合、绿豆、枸杞各3克，姜2片，盐、料酒各适量

做法：

① 锅内烧开水，加入少许料酒，放入鸽子，氽水2分钟去血水去沫，捞出洗净后待用。

② 将百合和绿豆清洗干净，用水浸泡15分钟。

③ 将百合、绿豆、大枣、花旗参、鸽子和姜片一起放入砂锅中，加入适量水，大火烧开后转小火炖30分钟。

④ 放入枸杞，加入盐，搅拌匀，继续炖5分钟即可。

功效： 本品具有降血压、补血、止咳等功效，可增强人体抗病能力，加快新陈代谢，促进红细胞生长、降低胆固醇等。

花菇灵芝猪骨汤

原料： 猪骨500克，灵芝8克，花菇4朵，花生25克，山药20克，蜜枣2颗，枸杞少许，姜2片，盐适量

做法：

① 花菇剪去根蒂。

② 灵芝、花菇、花生、山药、蜜枣用清水浸泡片刻，洗净备用。

③ 猪骨斩件后清水下锅，氽水2分钟，捞起冲洗干净待用。

④ 把除枸杞和盐之外的所有材料放入砂锅中，加入适量清水，大火煮沸后转小火煲1.5小时。

⑤ 出锅前5分钟加入枸杞和盐，搅拌匀即可。

功效： 灵芝有软化血管、镇静安神、平压降糖的功效，与花菇合炖为汤，能补肝益气、降低血压，非常适合心慌失眠的人群饮用。

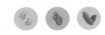

响螺玉竹山药炖鸡

原料： 鸡500克，响螺片14克，山药18克，玉竹10克，大枣4颗，蜜枣2颗，枸杞少许，姜2片，盐适量

做法：

① 响螺片提前用清水浸泡2小时，剪成条状。

② 鸡肉斩块，放入装有清水的锅中，余水1分钟，捞起冲洗干净待用。

③ 除枸杞和盐外的其他材料清洗干净，并浸泡片刻。

④ 将除枸杞和盐之外的材料一同放入砂锅中，并加入适量清水，用大火烧开后转小火慢炖2小时。

⑤ 关火前5分钟加入枸杞和盐调味即可。

功效： 玉竹能润肺、滋阴、养胃，山药能健脾益胃、降低血糖，与养肝明目、温中补肾的响螺片一起煲汤，能健脾益胃、助消化、滋益肾精，有利于延年益寿。

玉竹黄芪炖鸡

原料： 鸡500克，黄芪15克，玉竹15克，桂圆肉10克，大枣5颗，枸杞少许，姜2片，盐适量

做法：

① 将所有材料清洗干净。

② 鸡肉斩块，放入盛有凉水的锅中，大火煮开后余水1分钟，再捞起冲洗干净。

③ 除枸杞和盐外所有材料放进砂锅中，加入适量清水，大火煮开后转小火慢炖1.5小时。

④ 关火出锅前5分钟加入枸杞和适量的盐搅拌匀即可。

功效： 玉竹养肺，黄芪降脂，与鸡、桂圆、大枣一起煲汤，有养阴润燥、生津除烦、止渴的功效，对于心悸、心绞痛具有较好的缓解作用。

石斛麦冬瘦肉汤

原料： 瘦肉300克，石斛14克，麦冬12克，蜜枣2颗，盐适量

做法：

① 石斛和麦冬用水浸泡30分钟。

② 瘦肉洗干净后剁成肉糜。

③ 将瘦肉连同石斛、麦冬和蜜枣一起放进炖盅中，加入适量的水，隔水炖2小时。

④ 锅里放适量清水，把炖盅放进锅里隔水炖。

⑤ 出锅前加入盐调味即可。

功效： 石斛有补益脾胃、降低血糖、滋阴降火的功效，麦冬有润肺生津的作用，二者合用有助于补气养阴、缓解疲劳、改善血糖。

山药炖鸽子

原料： 鸽子1只，山药200克，姜2片，料酒少许，枸杞、盐各适量

做法：

① 锅内加水烧开，加少许料酒，放入鸽子氽水2分钟，去血水去沫，捞出洗净后待用。

② 山药去皮切块。

③ 砂锅里倒入适量清水，放入鸽子、山药、姜片，大火烧开后，转小火炖1.5小时。

④ 关火前加入枸杞和盐调味即可。

功效： 鸽子山药汤具有补肝、补肾、补血、补气的功效，还能辅助降血压、降血糖。

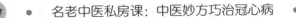

莲子茶树菇鸽子汤

原料： 鸽子1只，莲子25克，百合15克，银耳10克，茶树菇25克，姜3片，盐适量，料酒少许

做法：

① 银耳泡发后去蒂，撕成小朵。莲子、百合和茶树菇提前浸泡30分钟。

② 锅中注水浇开，加少许料酒，放入鸽子，去血水去沫，捞出待用。

③ 将除盐之外的所有材料一起放入炖盅里，加入适量水，隔水炖2个小时。

④ 出锅前加入适量盐即可。

功效： 此汤有滋阴润燥、补血益气之功效，老少皆宜。

贡菊松茸煲鸡汤

原料： 鸡500克，百合15克，枸杞10克，玉竹10克，莲子15克，松茸4朵，贡菊10朵，姜2片，盐适量

做法：

① 鸡斩块，洗干净后放入沸水锅中汆水，去除油脂、杂质和血水，捞出沥水待用。

② 百合和莲子用水浸泡片刻，其他材料洗干净。

③ 把除盐之外的所有材料放入砂锅内，大火煮开后转小火慢炖2小时。

④ 出锅前加入适量盐即可。

功效： 此汤有补肾益精、健脾健胃、消炎杀菌、降血糖等作用，还能扩张血管，促进血液循环。

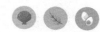

西洋参大枣枸杞炖鸡

原料： 鸡500克，西洋参15克，大枣6颗，枸杞适量，姜2片，盐适量

做法：

① 鸡剁成大块，洗净后放入沸水锅中汆水2分钟，去血水，捞出洗净后待用。

② 将大枣、枸杞和西洋参冲洗干净。

③ 将除枸杞和盐之外的所有材料放入砂锅中，加适量清水，大火烧开后转小火炖1.5小时。

④ 关火前放入枸杞、盐调味即可。

功效： 本品具有补中益气、养血安神、滋补肝肾的作用，尤其适合女性及老年人食用。

海带陈皮绿豆糖水

原料： 绿豆100克，海带80克，陈皮1小块，冰糖适量

做法：

① 绿豆提前浸泡30分钟。

② 陈皮洗净，用水浸泡，刮掉内瓤。

③ 海带洗净，用水浸泡30分钟，泡好后切成约5毫米宽的条状。

④ 锅中放绿豆、海带、陈皮，加入适量水，大火烧开后转中火煮30分钟。

⑤ 关火前加冰糖拌至化开即可。

功效： 此汤味道甘甜，有清热解暑、软坚清瘀、降脂降压的作用，适用于高脂血症、冠心病等。

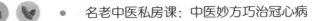

竹荪山药排骨汤

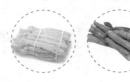

原料： 猪骨400克，竹荪5根，山药100克，生姜3片，盐适量

做法：

① 锅中注水，放入姜片，煮沸后放入猪骨，焯水2分钟，捞出后洗净待用。

② 竹荪剪掉菌尾端及顶部的网状物，用盐水浸泡15分钟；山药去皮切块。

③ 将山药、猪骨和生姜加入砂锅中，加适量清水，大火烧开后转小火慢炖1.5小时。

④ 放入竹荪继续炖煮20分钟。

⑤ 关火前加入盐调味即可。

功效： 这款汤品有降血压、降血脂、补气润肺等功效，尤其适合老年男性饮用。

山药灵芝大枣炖鸡

原料： 鸡肉500克，灵芝15克，山药25克，大枣5颗，陈皮1小块，姜3片，盐适量

做法：

① 鸡肉斩块，清洗干净，放入沸水锅中焯水2分钟，除去血水和浮沫。

② 陈皮泡软后刮掉白色内瓤。

③ 把除盐以外的所有材料放入砂锅中，加入适量水，大火煮开后转小火煮2个小时。

④ 出锅前加入盐调味即可。

功效： 此汤具有安神养气、开胃强身之功效，还可以缓解神经衰弱，能有效地扩张冠状动脉，可用于预防冠心病、高血压病、高脂血症等。

西洋参虫草炖鸡

原料： 鸡肉500克，西洋参6克，虫草花20克，生姜2片，盐适量

做法：

① 虫草花清洗干净。西洋参洗净后浸泡片刻。

② 鸡肉斩成块，放入沸水锅中氽1分钟，捞起冲洗干净待用。

③ 把除盐之外的所有材料放入砂锅中，加入适量清水，大火煮沸后转小火煲1.5个小时。

④ 关火前加入适量的盐调味即可。

功效： 本品具有补精髓、益肝肾、止血化痰等功效，能有效提高人体抗病能力。

罗汉果百合排骨汤

原料： 排骨500克，罗汉果半个，干百合25克，无花果干10颗，生姜2片，盐适量

做法：

① 排骨洗净，放入沸水锅中氽水2分钟，去血水去沫，捞出洗净切段待用。

② 百合提前浸泡30分钟。

③ 把除盐之外的所有材料放入锅里，加入适量清水，大火煮开后转小火煮2个小时。

④ 出锅前加入盐调味即可。

功效： 罗汉果清热润肺、滑肠通便，百合养阴润肺、清心安神，无花果健脾开胃、解毒消肿。

山楂韭菜扁豆汤

原料： 鲜山楂30克，韭菜30克，白扁豆20克，红糖15克

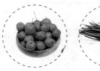

做法：

① 山楂、白扁豆、韭菜洗净。

② 山楂去核切片，韭菜切段。

③ 山楂、白扁豆、韭菜一同放入砂锅中，用小火煮30分钟，去渣取汁，加入红糖即可。

功效： 鲜山楂活血化瘀、消食导滞，白扁豆健脾助运、消食化积，韭菜温通心阳。三者合用，具有活血化瘀、消积通脉的作用。

芡实虫草花玉米汤

原料： 猪骨400克，玉米1根，芡实20克，虫草花20克，干贝10克，玉竹10克，枸杞5克，姜2片，盐适量

做法：

① 虫草花洗净，用水浸泡片刻，直到孢子粉溶解在水中，水变成黄色。干贝、玉竹、芡实浸泡片刻，枸杞洗干净。

② 猪骨斩块，放入清水锅中余水，捞出后用清水冲洗干净待用。

③ 除枸杞和盐外的其他材料放入汤煲中，加入适量清水，大火煮开后转小火煲1.5小时。

④ 起锅前5分钟放入枸杞，最后加入适量的盐调味即可。

功效： 本汤具有和胃调中、滋阴补肾的功能，有助于降血压、降胆固醇、补益健身。

决明子海带莲藕汤

原料： 决明子15克，海带9克，生莲藕20克。

做法：

① 决明子洗净，海带、生莲藕洗净后切成块。

② 将决明子、海带、生莲藕放入砂锅中，加入适量清水，煮至海带与莲藕熟烂即可。

功效： 决明子有清肝明目、祛风通便等功效，海带有较好的降脂降压、软化血管的功效，生莲藕能活血化瘀、降脂止血。

海带海藻黄豆汤

原料： 海带25克，海藻25克，黄豆70克，盐、芝麻油各适量。

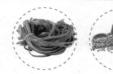

做法：

① 海藻、海带、黄豆提前泡发。

② 将泡发好的海藻、海带、黄豆洗净，一同放入锅中，加入适量清水，用中火煮汤。

③ 煮熟后加入盐，淋入芝麻油，煮沸即可。

功效： 海藻、黄豆能益脾养中、润燥消肿，海带能软坚散结、清热利尿，黄豆能益脾养中、润燥消肿。

10 种冠心病患者宜喝保健药酒

活血消脂酒

原料： 山楂片60克，泽泻60克，丹参60克，香菇60克，蜂蜜适量，白酒1000毫升

制法：

① 把上述药材切成薄片装入洁净的纱布袋中。

② 把装有药材的纱布袋放入合适的容器中，倒入白酒后密封。

③ 浸泡约 15 日后拿掉纱布袋。

④ 加入蜂蜜搅拌匀后即可饮用。

用法： 每日1~2次，每次20毫升。孕妇和儿童不宜服用。

功效： 泽泻能利尿、降压、降血糖，丹参能凉血消痛、清心除烦。此款药酒具有补脾健胃、活血祛脂的功效。

大蒜降脂酒

原料： 大蒜400克，白酒750毫升

制法：

① 大蒜剥去外皮，捣成泥，放入容器中。

② 将白酒倒入容器中，与大蒜泥混后密封，浸泡约 30 日，饮用时过滤去渣。

用法： 每日1~2次，每次10毫升。

功效： 大蒜能降血脂，还能预防冠心病和动脉硬化。此款药酒适用高血脂、冠心病、动脉硬化、高血压、中老年肥胖等症。

丹参活血酒

原料： 丹参60克，白酒500毫升

 制法：

① 将丹参切成薄片装入洁净的纱布袋中。

② 把装有药材的纱布袋放入合适的容器中，再倒入白酒，密封好。

③ 浸泡约 15 日后，拿掉纱布袋过滤后即可饮用。

用法： 每日1~2次，每次15毫升。服用抗凝结药物的心脏病患者慎用。

功效： 此款药酒适用于心绞痛、血栓性脉管炎等患者饮用。

灵芝三七丹参酒

原料： 灵芝150克，三七25克，丹参25克，白酒2500毫升

 制法：

灵芝、三七、丹参分别洗净切片，放入合适的容器中，倒入白酒后密封，浸泡半个月即可饮用。

用法： 每日2次，每次15~30毫升。

功效： 本品可以软化血管、平压降糖、活血化瘀。

复方活血祛瘀酒

原料： 丹参、赤芍、川芎、红花、降香、何首乌、黄精各30克，白酒2500毫升

 制法：

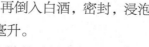

将所有药材放入合适的容器中，再倒入白酒，密封，浸泡 15 天即可饮用。

用法： 每日1~2次，每次10~15毫升。

功效： 本品有活血祛瘀、养血安神的功效，适用于冠状动脉及心脏病患者饮用。

复方丹参降压酒

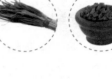

原料： 丹参50克，延胡索25克，韭菜汁15毫升，白酒500毫升

 制法：

① 将丹参和延胡索分别切成薄片装入洁净的纱布袋中。

② 把装有药材的纱布袋放入合适的容器中。

③ 把韭菜汁和白酒倒入容器后密封。

④ 浸泡约10日后拿掉纱布袋即可饮用。

用法： 每日1~2次，每次20毫升。宜饭前空腹饮用。

功效： 此款药酒具有活血化瘀、通络行滞、理气止痛、抗菌降压的功效，能有效改善心血管系统疾病。

杜仲丹参川芎酒

原料： 杜仲60克，丹参60克，川芎30克，白酒2000毫升

制法：

① 将杜仲、丹参、川芎分别研磨成粗粉，放入纱布袋中。

② 将纱布袋放入容器中，再倒入白酒，密封浸泡约15天。

③ 过滤去渣后取药液服用。

用法： 每日1~2次，每次10~15毫升。于饭前服用。

功效： 此款药酒具有补肾益肝、活血通络、强筋壮骨、散风止痛的功效，适合风湿痹症、冠心病、胸闷心悸、腰背僵硬、气滞血瘀等患者饮用。

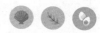

刺五加活血酒

原料： 刺五加200克，白酒1000毫升

 制法：

将刺五加洗净，晒干，研成粗末，放入合适的
容器中，倒入白酒后密封，浸泡半个月即可饮用。

用法： 每日1~2次，每次10~20毫升。

功效： 本品可以补肝肾、强筋骨、活血化瘀，能增加血流量，改善心、
脑供血状态。

佛手酒

原料： 佛手15克，白酒500毫升

 制法：

将佛手洗净，用清水泡软后，切成规则正方形小块，晾干后放入容器中，
再倒入白酒，密封浸泡，每隔5天摇动几次，约15天过后滤去渣，取药液服用。

用法： 每日2次，每次10毫升。阴虚有火者、无气滞症状者慎服。

功效： 佛手泡酒能养肝、和脾、温胃，还能保护心肌和抑制疼痛等。

肉桂干姜酒

原料： 干姜100克，肉桂50克，白酒1000毫升

制法：

① 将肉桂和干姜分别切成薄片装入洁净的纱布袋中。

② 把装有药材的纱布袋放入合适的容器中，再倒入白酒，密封好。

③ 浸泡约10日后拿掉纱布袋即可饮用。

用法： 每日1~2次，每次15~20毫升。

功效： 干姜具有温中散寒、回阳通脉、温肺化饮的功效，肉桂具有温经
通脉、散寒止痛的功效。此款药酒具有镇静镇痛、活血通经的功效。

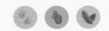

专家提醒：
冠心病患者饮用保健药酒的注意事项

　　药酒是将一些药材合理搭配，按照一定比例和方法，与酒配制成一种可用于保健和预防疾病的酒剂。药酒的特点有适应范围广、便于服用、吸收迅速等，还有比其他剂型的药物容易保存、见效快、疗效高等优点。

　　药酒大多数为中药材加上酒泡制而成，也属于药的一种形式，也有其适宜的症状及不良反应。因此，在服用药酒时要掌握好服用方法和剂量，而且还应考虑自身的身体状况、体质的强弱、年龄等实际情况。

　　◎ 饮用药酒要适量

　　根据自身的不同情况，一般每次可饮用10~30毫升，每天1~2次，或根据病情以及所用药物的性质和浓度来调整。有些药酒应季节的变化而用量不同，一般夏季炎热可适当减少服用量，冬季寒冷则可适当增加服用量。酒量小的患者，可在服用药酒的同时，加入适量凉开水，以降低药酒的浓度和刺激性气味。

　　◎ 注意饮用时间

　　药酒一般在饭前或睡前饮用。也可佐膳服用，以温饮为佳，可使药性得以迅速吸收，更好地发挥药性的温通补益作用。

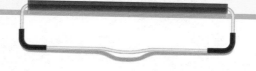

◎ 避免同时服用其他药物

服用药酒时要尽量避免同时服用其他药物，若不同治疗作用的药酒交叉使用，可能影响治疗效果。

◎ 不宜加冰糖

服用药酒时，不宜加冰糖，以免影响药效。可以加一点蜜糖，因为蜜糖性温和，加入药酒后不仅可以减少药酒对肠胃的刺激，还有利于增加口感和保持或提高药效。

◎ 忌服出现酸败气味的药酒

一旦出现药酒质地混浊、絮状物明显、颜色变暗、表面有一层油膜、酒味转淡、有很明显的酸败味道等情况时，说明该药酒不适合再服用了。

◎ 药酒不宜长久服用，不可滥饮

保健酒在医疗上不同于一般的酒，有规定的疗程，一般病除后，不应再服用。保健酒中虽也含有乙醇，但服用量少，对人体不会产生有害影响。但有一点应注意，选用保健酒要对症，不能拿保健酒当一般酒饮，有人以为补酒无碍，多喝一点没关系，这种认识是错误的。喝保健酒过量不但能醉人，而且会引起不良反应，所以不可以滥饮。

◎ 忌服人群

有些患者，如患慢性肝肾疾病、高血压病、气管炎、肺源性心脏病、胃病、十二指肠溃疡及皮肤病的患者，要忌用或慎用；消化系统和代谢溃疡较重者不宜服用药酒；冠心病、心血管疾病、糖尿病患者要在医师指导下使用；肝炎患者由于肝脏解毒功能降低，饮酒后酒精在肝脏内聚集，会使肝细胞受到损害而进一步降低解毒功能，加重病情，因此不宜服用药酒。

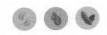

15 种冠心病患者宜喝保健药粥

代代花粳米粥

原料： 代代花12克，粳米100克，冰糖适量

做法：

① 将粳米淘洗干净，放入砂锅内加清水煮粥。

② 待粥煮熟黏稠时，放入代代花与冰糖，搅拌匀，再煮片刻即可。

功效： 代代花有行气宽中、消食化痰、舒肝和胃的功效，对冠心病患者胸闷、胸痛等症状有治疗作用。

黑芝麻大枣粥

原料： 粳米300克，黑芝麻40克，大枣10颗，白糖10克

做法：

① 将黑芝麻炒香，研成粉待用。

② 大枣洗净，去核待用。

③ 将粳米淘净，放入锅中，倒入大枣，加入适量水，慢火熬煮。

④ 待米烂熟时，调入黑芝麻粉及白糖，搅拌匀，稍煮片刻即可。

功效： 黑芝麻能滋补肝肾、补虚延年、软化血管，大枣能补中温胃、健脾生血。三者合用，滋养补益，是冠心病患者的理想补品。

干姜大枣桂枝粥

原料： 干姜5克，大枣8颗，桂枝5克，人参3克，粳米100克，红糖适量

做法：

① 干姜、大枣、桂枝、人参洗净。

② 将滤过的药汁重新倒回锅中，干姜、大枣、桂枝、人参放入锅中，加适量水煎煮，煮沸后改小火煎成浓汁。

③ 滤取药汁，加入与粳米煮成粥。

④ 加入红糖，搅拌匀即可。

功效： 桂枝、干姜温通心阳，兼通肾阳；人参温补心气；大枣协助人参补心气、安心神，调和诸药。诸药合用可温助心肾之阳气。

葛粉芹菜粥

原料： 芹菜50克，葛根粉30克，粳米100克

做法：

① 将芹菜切碎成末。

② 粳米淘洗干净。

③ 砂锅中加入适量水，倒入粳米，烧开。

④ 撒入芹菜末和葛根粉，共同煮成粥即可。

功效： 芹菜可降低血压、提神醒脑、疏通血脉，葛根能解肌退热、生津止渴。两者合用能很好地防治冠心病。

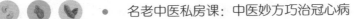

决明子菊花粳米粥

原料： 菊花10克，决明子10克，粳米80克

做法：

① 菊花研成末，决明子研成粉，待用。

② 将粳米淘净，倒入锅中，加入适量水煮粥。待粥将成时，调入菊花末和决明子粉，煮沸即可。

功效： 菊花能扩张冠状动脉，与决明子配伍，能健脾胃、降血脂。

首乌大枣降脂粥

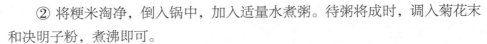

原料： 制首乌30克，大枣6枚，粳米100克，冰糖适量

做法：

① 制首乌放入锅中，加入适量水，煎取浓汁，取汁去渣，待用。

② 将制首乌汁倒入砂锅中，加入粳米、大枣，再加入适量开水煮成粥。

③ 粥将成时放入冰糖，搅拌匀，再煮沸即可。

功效： 本品有降血脂、促消化、散瘀血的作用。

山楂粳米散瘀粥

原料： 山楂20克，粳米100克，冰糖适量

做法：

① 山楂放入锅中，加入适量水，煎取浓汁，取汁去渣，待用。

② 将山楂汁倒入砂锅中，放入粳米，再加入适量开水熬成粥。

③ 粥将成时放入冰糖，搅拌匀，再煮沸即可。

功效： 本品有健脾胃、导食积、散瘀血、降血脂的作用，适合冠心病、食积停滞者食用。

桃仁活血粥

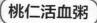

原料： 桃仁8克，粳米100克

做法：

① 将桃仁捣烂成泥，加水，研成汁，去渣待用。

② 砂锅中倒入洗净的粳米，加入桃仁汁，再加入适量清水，煮为稀粥。

功效： 本品有活血通经、散瘀止痛的功效，适用于高血压病及冠心病患者食用。

大枣红花化瘀粥

原料： 大枣6颗，红花5克，红糖15克，大米100克

做法：

① 红花洗净，大枣去核、洗净，大米淘洗干净，同放砂煲内，加入适量水熬成粥。

② 粥将成时加入红糖，搅拌匀，再煮沸即可。

功效： 本品可活血补血、益气健脾，适用于血瘀型冠心病患者食用。

五味子茯苓粳米粥

原料： 茯苓10克，五味子6克，粳米100克

做法：

① 茯苓研成细粉，五味子洗净。

② 粳米淘洗干净，倒入砂锅内，加入茯苓粉、五味子，再加入适量水，煮成粥即可。

功效： 本品有除湿健脾、滋养心气的作用，适用于气虚型冠心病患者食用。

红薯莲子粥

原料： 红薯80克，水发莲子30克，大米100克

做法：

① 莲子去除莲子心；红薯洗净，去皮，切成丁。

② 砂锅中注入适量清水烧开，放入莲子、大米，搅匀，烧开后用小火煮约30分钟。再放入红薯丁，搅拌匀，用小火煮15分钟，至食材熟烂即可。

功效： 本品具有降低血压、降低血脂、养胃、润肠通便、养心安神等功效。

黄芪陈皮粥

原料： 黄芪30克，粳米100克，陈皮适量

做法：

① 将粳米淘洗干净；将黄芪煎汤去渣，待用。

② 砂锅中倒入黄芪汁和粳米，煮成粥，待粥熟后，加入陈皮，煮沸即可。

功效： 黄芪和陈皮配伍，能补益心气、温补脾阳，适用于心阳不足、中气下陷型冠心病患者。

荷叶茯苓粥

原料： 荷叶20克，茯苓30克，粳米100克，白糖适量。

做法：

① 将荷叶煎汤去渣，待用。

② 把茯苓、洗净的粳米加入去了荷叶渣的汤中，同煮成粥。

③ 出锅前加白糖调味即可。

功效： 本品有利五脏、通经络、清暑利湿、益脾安神的作用，对高血压、冠心病、肥胖症有一定疗效，尤适用于老年人。

南瓜银耳粥

原料: 南瓜80克,水发银耳50克,大米50克,冰糖15克

做法:

① 银耳切去根部,撕成小朵;南瓜去皮切丁。

② 锅中注入适量清水烧热,倒入洗净的大米,搅拌匀,煮30分钟至大米熟软。

③ 倒入切好的银耳、南瓜,轻轻搅拌匀,再加盖用小火煮约15分钟。

④ 倒入冰糖,拌匀,煮约2分钟至冰糖完全融化即可。

功效: 本品有润肺益气、通便解毒、消除脂肪等功效,对肥胖型冠心病患者尤为适宜。

薏米白果粥

原料: 薏米40克,白果40克,粳米130克,枸杞3克,葱花少许,盐2克

做法:

① 薏米提前泡发,白果洗净,粳米淘洗干净。

② 砂锅中倒入适量清水烧开,放入薏米、粳米、白果,搅拌匀,盖上盖,大火烧开后转小火煮30分钟。

③ 揭开盖,放入枸杞,加入适量盐搅拌均匀。

④ 关火,盛出煮好的粥,放上葱花即可。

功效: 本品可以滋阴养颜、抗衰老,还能扩张微血管、促进血液循环、降低血脂,适合脑血栓、高血压、高血脂、冠心病等患者食用。

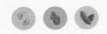

 专家提醒：
冠心病患者食用保健药粥的注意事项

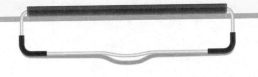

中医认为，药物的作用是治疗和预防疾病、强身健体、延年益寿。而保健药粥是将药物和食物通过类似食物的烹调方法加工制作，使药物、食物共同发挥功效，同时具备了食物和药物的功能，两者结合，相互协同，能达到药借食力、食助药功的目的。

保健药粥做法简单，不受任何条件限制，也不需要掌握高深的中医理论知识，就能达到防病治病的目的。保健药粥对于无病之人来说，可以起到强身健体的作用；对于冠心病患者来说，能够将平时的预防和治疗寓于美食之中，长期坚持能达到其他疗法达不到的效果。

但冠心病患者在选择保健药粥时需注意以下几点：

（1）选择食材时，宜选易消化、高营养、低脂肪、低糖的食材，且应考虑对冠心病有治疗效果的食物，如大枣、芝麻、莲子、茯苓、山药等。

（2）冠心病患者的饮食以清淡为准，不宜加太多盐。

（3）因每个人自身的病症、体质、所处的地理环境、生活习惯及季节有所不同，且食物和药物的性、味、升降浮沉、归经也各有异，应在医生的指导下选药组方、选食配膳，这样才能在不伤害身体的情况下达到调养的目的。

（4）保健药粥的见效会慢于中药方剂，切不可操之过急，应长期坚持。

18 道冠心病患者宜食保健菜品

洋葱炒肉

原料： 洋葱120克，猪瘦肉60克，食用油15毫升，豉油、姜末、盐各适量

做法：

① 洋葱洗净切丝；猪瘦肉洗净切丝。

② 炒锅内倒入食用油，烧热，放入肉丝煸炒至八成熟。

③ 加入姜末、盐，翻炒数下，倒入洋葱丝，炒拌均匀。淋上豉油翻炒匀即可。

功效： 洋葱有开胃消食、杀菌抗癌、降压降脂的作用，与猪肉同炒鲜香可口，适合冠心病日常食用。

红花枸杞蒸鸡

原料： 嫩仔鸡1只，红花5克，枸杞12克，盐、生姜、料酒各适量

做法：

① 嫩仔鸡去内脏洗净。

② 将红花和枸杞放入鸡腹内，加盐、生姜、料酒少许，放入锅中蒸熟即可。

功效： 枸杞具有滋肾补肝、润肺、明目的作用，红花有活血化瘀、消肿止痛的功效。

凉拌海带

原料： 海带50克，大蒜30克，盐、红糖、芝麻油各适量

做法：

① 将泡发好的海带洗净，切成细丝，放入碗中，备用。

② 大蒜剥去外皮，用清水洗净，切碎，剁成泥。

③ 将大蒜泥和海带丝放入碗中，拌匀。

④ 加适量盐、红糖，搅拌均匀，淋入芝麻油即可。

功效： 海带有消肿散结、润肺化痰、泄浊降脂的功效，大蒜有抗炎杀菌、调脂降压、降糖等作用。

当归炖老母鸡

原料： 老母鸡1只，当归25克，醪糟汁60毫升，姜、葱、胡椒粉、盐各适量

做法：

① 将老母鸡宰杀，洗净。

② 当归洗净，浸泡片刻后切片。

③ 将鸡放入砂锅中，加水、醪糟汁、当归、姜、葱、盐，盖上盖，先用大火烧开，再用小火炖3小时。

④ 出锅时撒上胡椒粉即可。

功效： 当归有补血活血、润肠通便、调经止痛的作用，也是心血管系统疾患的良药，可增加冠状动脉血流量。

清炒冬瓜

原料： 冬瓜300克，香菜5克，食用油10毫升，盐3克

做法：

① 冬瓜去皮、去瓤、去籽，切成长方形块状。

② 香菜洗净，切成段。

③ 锅中下油，用旺火烧热，下入冬瓜翻炒片刻，放入少量盐，加入少量水，盖上盖，烧至冬瓜烂熟。

④ 起锅时加入香菜即可。

功效： 冬瓜有润肠通便、降脂、利水消肿、清热生津的作用，适合冠心病、高血压病、脑血管病患者食用。

煸炒黄豆芽

原料： 黄豆芽250克，食用油10毫升，醋3毫升，盐少许

做法：

① 黄豆芽剪去根，洗净。

② 锅中下油烧热，放入黄豆芽，用旺火煸炒。

③ 将熟时加入盐，再淋入醋，翻炒匀即可。

功效： 本品有清心泻火、清热除烦、补气养血的作用，适合冠心病、高血压病、高脂血症及肥胖病患者食用。

凉拌黄瓜

原料： 黄瓜250克，白糖10克，醋10毫升，芝麻油3毫升

做法：

① 黄瓜洗净，横切成3毫米厚的片。

② 碗中加入白糖、醋，拌匀，再倒入黄瓜片，腌渍半小时。

③ 滴上芝麻油即可。

功效： 黄瓜有清热解毒、健脑安神、降血糖、止渴利尿的作用，适合冠心病、高血压病患者食用。

木耳胡萝卜炒百合

原料： 水发木耳50克，鲜百合40克，胡萝卜70克，姜片、蒜末、葱段各少许，盐3克，生抽4毫升，食用油适量

做法：

① 洗净的胡萝卜去皮切片，洗净的木耳切小块。

② 锅中注入适量清水烧开，加入少许盐，放入胡萝卜片、木耳，淋入少许食用油，煮至食材断生，捞出，沥干水分。

③ 用油起锅，放入姜片、蒜末、葱段炒香，倒入百合、胡萝卜片和木耳，快速翻炒匀。

④ 加入盐，淋入生抽，翻炒匀即可。

功效： 本品具有良好的营养滋补之功，能调节气血、清心安神、增强体质，适合冠心病患者食用

清炒莴笋

原料： 莴笋200克，白芝麻10克，蒜末、葱白各少许，盐3克，食用油适量

做法：

① 将莴笋洗净，去皮，切成片。

② 烧热炒锅，倒入白芝麻，小火炒出香味，盛出待用。

③ 锅中注水烧开，放入少许盐，倒入莴笋，余水1分钟，捞出待用。

④ 锅中注油烧热，放入蒜末、葱白，爆香，倒入焯好的莴笋，拌炒匀。

⑤ 加入适量盐，翻炒匀后装入盘中，再撒上白芝麻即可。

功效： 本品具有降低胆固醇、净化血液、补血明目、强健身体之功效，适合冠心病、高血压病、高脂血症、视力下降的患者食用。

韭菜炒核桃仁

原料： 韭菜250克，核桃仁60克，芝麻油、盐各适量

做法：

① 核桃仁用开水泡2分钟，撕去表皮。

② 韭菜择洗干净，切成3厘米长的段。

③ 芝麻油倒入锅中，烧至七成热，加入核桃仁，炸至焦黄，再加入韭菜，翻炒至熟。

④ 加盐调味即可。

功效： 韭菜有温中行气、补虚助阳、散血解毒的作用，核桃仁能温补心肾、润肠通便。

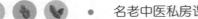

天麻乳鸽

原料： 乳鸽1只，天麻10克，绍酒10毫升，姜片、葱段、盐、豉油、鸡汤各适量

做法：

① 天麻用清水浸泡3小时，切片备用。

② 乳鸽宰杀后洗净。

③ 把豉油、绍酒、盐抹在乳鸽上，并将其装入碗内，加入鸡汤、天麻片、葱段、姜片，放入蒸锅内，用大火蒸约1小时即可。

功效： 天麻具有息风止痉、平抑肝阳、祛风通络的作用，能降低血管阻力，增加冠状动脉和脑血流量，适合冠心病、高血压等患者食用。

爆炒海参

原料： 水发海参200克，葱段30克，姜片30克，蒜末少许，盐5克，鸡粉4克，生抽5毫升，料酒10毫升，高汤100毫升，食用油适量

做法：

① 洗净的海参切成小块。

② 锅中注入适量清水烧开，放入少许料酒、盐、鸡粉，倒入海参，煮2分钟，捞出沥干。

③ 用油起锅，放入姜片爆香，倒入蒜末、海参，快速翻炒匀。

④ 淋入料酒、生抽，炒匀，再倒入高汤，加入盐、鸡粉、葱段，炒香即可。

功效： 海参有补气养血、保护心血管、抗肿瘤的作用，本品营养和食疗价值都非常高，不含胆固醇，适合冠心病患者食用。

虾米炒丝瓜

原料： 丝瓜250克，虾米30克，干贝10克，姜片、蒜末、葱段各少许，盐2克，鸡粉少许，米酒4毫升，芝麻油3毫升，食用油适量

做法：

① 将去皮洗净的丝瓜切成小块。

② 用油起锅，下入姜片、蒜末、葱段，炒香。

③ 倒入洗净的虾米、干贝，翻炒出鲜味。

④ 淋入米酒，放入切好的丝瓜，翻炒匀，加入少许清水，翻炒至食材熟软。

⑤ 加入盐、鸡粉，翻炒匀调味，淋入少许芝麻油炒匀即可。

功效： 虾米有益心血管健康，可延缓衰老；干贝有利尿消肿、生津健脾、祛脂降压的功效。本品适合冠心病患者食用。

白菜冬瓜汤

原料： 大白菜180克，冬瓜200克，枸杞8克，姜片、葱花各少许，盐2克，鸡粉2克，食用油适量

做法：

① 冬瓜洗净去皮，切成片；洗好的大白菜切成小块。

② 用油起锅，放入少许姜片，爆香，倒入冬瓜片，翻炒匀。

③ 放入切好的大白菜，炒匀，倒入适量清水，放入洗净的枸杞，烧开后用小火煮5分钟，至食材熟透。

④ 揭盖，加入适量盐、鸡粉，搅匀调味。将煮好的汤料盛出，撒上葱花即可。

功效： 此汤具有润肺生津、清热解毒的功效，对糖尿病、冠心病有辅助治疗作用。

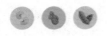

丝瓜炒猪心

原料： 丝瓜120克，猪心110克，胡萝卜片、姜片、蒜末、葱段各少许，盐3克，鸡粉2克，蚝油5克，料酒4毫升，水淀粉、食用油各适量

做法：

① 丝瓜去皮，洗净，切成小块。

② 猪心洗净后切片，加入少许盐、鸡粉、料酒、水淀粉拌匀，腌渍至入味。

③ 丝瓜入沸水锅中煮约半分钟，捞出，沥干水分，再倒入猪心，余煮约半分钟，捞出，沥干水分。

④ 用油起锅，用大火爆香胡萝卜片、姜片、蒜末、葱段，放入丝瓜、猪心快速炒匀，再放入少许蚝油、鸡粉、盐，炒匀调味，倒入水淀粉，翻炒片刻，至全部食材入味即可。

功效： 此品具有清热解毒、养心安神的功效，对补充人体水分、稀释体内糖分浓度很有帮助，适合糖尿病、冠心病患者食用。

豆腐紫菜鲫鱼汤

原料： 鲫鱼300克，豆腐90克，水发紫菜70克，姜片少许，盐3克，鸡粉2克，料酒、胡椒粉、食用油各适量

做法：

① 豆腐切成小方块。

② 用油起锅，放入姜片，爆香，放入处理干净的鲫鱼，煎至两面呈焦黄色。

③ 淋入少许料酒，倒入适量清水，加入盐、鸡粉，拌匀，盖上盖，用大火烧开，再煮3分钟至熟。

④ 倒入豆腐，放入备好的紫菜，加入适量胡椒粉拌匀，煮2分钟，至食材熟透即可。

功效： 此汤可降低胆固醇和血液黏稠度，有助于辅助治疗冠心病。

蒜薹山药炒木耳

原料： 山药100克，水发木耳80克，蒜薹80克，红椒10克，葱花少许，盐、香油、鸡精、米醋、白糖各少许，食用油适量

做法：

① 蒜薹洗净切段，红椒洗净切片。

② 山药去皮切片，在滴有白醋的水中浸泡一会儿，再放入加有少许盐的沸水中焯1分钟后捞出。

③ 木耳泡发，去掉根部，撕成小块，入沸水中焯30秒后捞出。

④ 热锅注油，爆香葱花，倒入蒜薹、红椒和木耳翻炒片刻，其间可淋入少许水，放入山药片快速翻炒。

⑤ 加入鸡精、盐、白糖、醋和香油炒匀即可。

功效： 此品具有杀菌消炎、降压降脂、平补脾肾的作用。

胡萝卜拌鸡丝

原料： 胡萝卜150克，鸡胸肉100克，蒜末、葱花各少许，盐3克，鸡粉少许，料酒3毫升，芝麻油、食用油各适量

做法：

① 胡萝卜去皮，切成细丝。

② 锅中倒入适量清水，用大火烧开，加入少许食用油，倒入胡萝卜丝，煮约半分钟至熟捞出。

③ 另起锅，倒入适量清水烧开，放入洗净的鸡胸肉，加入少许料酒，加盖煮开后转小火煮5分钟，再捞出鸡胸肉放凉，撕成细丝。

④ 取一个大碗，倒入胡萝卜丝、鸡肉丝，加入适量鸡粉、盐调味，倒入蒜末、葱花、芝麻油拌匀即可。

功效： 本品有降脂、降压、强心作用，尤其适合老年冠心病患者食用。

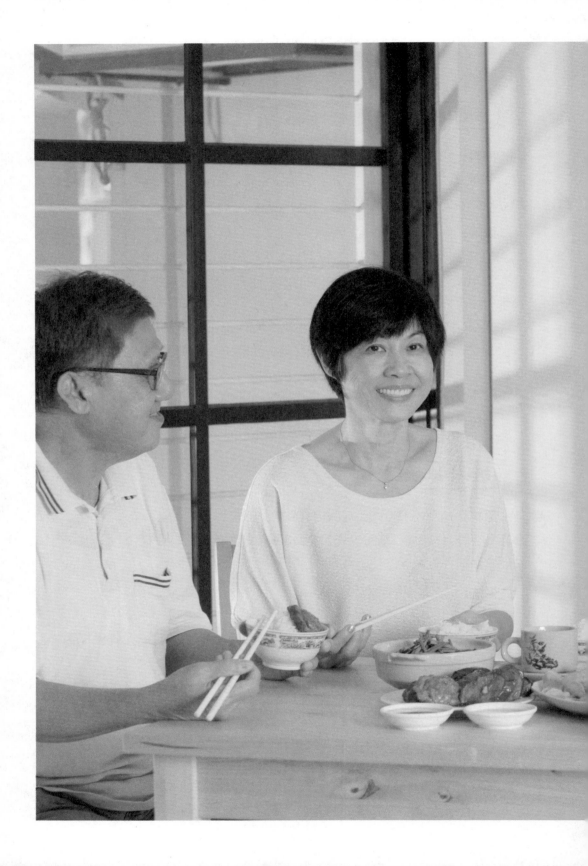

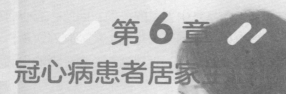

第**6**章
冠心病患者居家生活护理

冠心病的发生与饮食、抽烟、酗酒、心情、劳累等日常生活习惯密不可分，因此冠心病患者的居家生活护理显得极为重要。冠心病患者进行积极治疗的同时，还需养成良好的生活习惯，才有利于病情恢复。

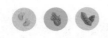

冠心病患者日常饮食护理

冠心病患者日常饮食原则

导致冠心病的因素很多，饮食是其中重要的一项，因此，冠心病患者的饮食就显得尤为重要。在保持良好生活习惯的基础上，控制好饮食，可以预防冠心病或延缓冠心病并发症出现的年龄，对提高冠心病患者的生活质量具有重要的意义。

饮食有节制，提倡少量多餐

冠心病患者饮食不能过饱。因为在饱餐以后可引起血压升高、心率增快，这样心肌的耗氧量就会明显增加，血流量可能减少，容易导致心肌缺血，从而发生心绞痛等。此外，进食过饱，容易造成肥胖，也不利于冠心病的病情。建议冠心病患者吃七分饱即可，可以少食多餐。

遵循"三少一多"原则

"三少"即少糖、少盐、少脂肪，"一多"即多吃富含维生素的食物。吃糖过多会造成代谢紊乱，从而引起肥胖和糖尿病，这些都是发生心血管疾病的危险因素。高血压是冠心病的主要危险因素之一，盐摄入过多会造成钠潴留，钠可促进血液循环，增加心排血量，直接增加心脏负担，对心脏血流供应不足的冠心病人是不利的。摄入过多的高脂肪高热量食物，容

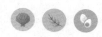

易导致血脂升高，而高血脂症是冠心病的主要危险因素之一。

冠心病患者宜多吃蔬菜、水果。蔬菜和水果中含有较高的维生素、矿物质、蛋白质、膳食纤维等，且热量较低，所含钠较少，有利于减轻心脏的负担。此外，蔬菜和水果中所含的果胶可以帮助预防动脉粥样硬化，所含的大量维生素可以帮助机体恢复被破坏的胆固醇代谢平衡。

保持清淡饮食

饮食清淡是与过食膏粱厚味相对而言的。中医所说的膏粱厚味，一般是指非常油腻、甜腻的精细食物或者味道浓厚的食物。这类食物脂肪和糖的含量都很高，容易造成肥胖。长期食用这些食物，会影响人体的正常代谢过程，对脾胃造成较大负担，导致食物中厚浊部分化生为痰浊，影响气血运行而发生冠心病。而蔬菜、豆类等素食，不仅能提供身体所必需的糖类、蛋白质、脂肪和矿物质等营养素，同时含有丰富的维生素C，能预防和治疗动脉硬化，减少心血管病的发生。另外，素食中含有丰富的膳食纤维，具有良好的通便作用，减少因排便用力引起的胸痹、心力衰竭发作或加重。

忌浓茶、浓咖啡

冠心病患者不建议饮用浓茶。因为喝茶会加速身体的血液循环，茶里的咖啡因、茶多酚、茶碱会导致交感神经的兴奋，使患者的心率增快，增加心脏的负担。而长期饮用浓茶也可以导致患者失眠，失眠会导致患者心脏疾病的加重，因此冠心病患者不宜饮用浓茶。同理，冠心病患者可以喝咖啡，但是不要喝得太多，也不要喝过浓的咖啡。

不吸烟、不酗酒

吸烟是引起心血管疾病的重要危险因素之一。冠心病患者吸烟，会使得冠状动脉出现痉挛，导致冠状动脉血流减少甚至是急性中断，加重心肌缺血，甚至会诱发急性心肌梗死的发生。不仅如此，烟草中的一氧化碳、醛类、焦油等化学物质可以破坏动脉血管内皮，导致冠状动脉粥样硬化的程度不断进展。

症状较轻的冠心病患者可以少量饮酒，但要严格控制饮酒量。病情严重的患者不建议饮酒，因为酒中的酒精含量会引起血管痉挛，使大量血栓形

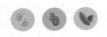
成，导致冠状动脉管腔严重狭窄，甚至闭塞，引发心绞痛，甚至急性心肌梗死。对于酒精过敏的冠心病患者也不能饮酒。因为酒精造成的过敏症状可能会使患者血压升高、心脏骤停，严重的还可能会导致过敏性休克。

冠心病患者常见的四个饮食误区

误区一：早餐少吃，晚餐多吃

早餐吃得太少，身体饥饿，导致血糖降低，会使大脑出现障碍，产生头晕、注意力不集中、记忆力减退、易疲劳症状，甚至影响大脑功能，导致智力下降。长期不吃早餐，容易使低密度脂蛋白沉积于血管内壁，导致动脉硬化的发生。

而晚餐吃得太多则会增加血液当中脂类物质的含量，还会加强机体合成胆固醇的能力，过多的胆固醇和脂肪被运载到动脉血管壁上堆积起来，从而诱发动脉粥样硬化、高血压、冠心病等各种心脑血管疾病。

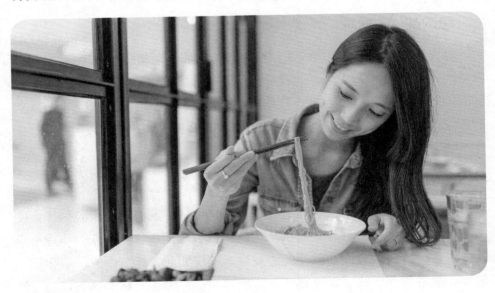

误区二：多吃精米精面，少吃粗粮

对于冠心病患者而言，粗粮和细粮搭配食用十分重要。因为粗粮和细粮给人体提供的能量不是完全一样的，单纯只吃粗粮或只吃细粮都不合适。粗粮可以提供细粮所缺乏的营养成分，各种杂粮经常调换搭配，营养更全面，而且还能防止肥胖。一般情况下一天宜吃一顿粗粮、两顿细粮。冠心病患者宜选用易消化的粗粮，如玉米面、小米面、全麦粉等。细粮可选用白面、大米。但每天的主食总量一般控制在250～400克，具体视患者的身体状况、体力和劳动强度而定。

误区三：为了保持体重，少吃主食

主食是人类健康的基石，人体每天消耗的能量和营养，主要来自于主食。因此，如果长期不吃主食，身体没有足够的营养成分来完成相应的生理功能，人就会出现头晕、疲乏、低血压、心律失常等症状。对于冠心病患者来说，主食可以少吃，吃六七分饱，但是不能不吃。

误区四：长期食素有助于控制病情

随着生活条件的不断提高，高血脂、高血压、高血糖、高尿酸等慢性"富贵病"已司空见惯，很多人为了预防这些富贵病，选择健康的素食，以保持身材，远离肥胖。

一方面，素食食材的脂肪含量普遍较少，基本不含胆固醇，的确能有效减少心血管疾病发生的可能性。而且素食富含膳食纤维，可以带走身体内部分毒素，多吃青菜水果还有助于防止肿瘤发生，有利于养生。

另一方面，摄入更多的植物性食物意味着摄入相对更为丰富的水溶性维生素和膳食纤维、更少的饱和脂肪酸和胆固醇，也会导致一些营养素缺乏。例如，素食者往往维生素A、维生素E的摄入不足，这两种维生素缺乏，使胆囊上皮细胞容易脱落，从而导致胆固醇沉积形成结石。而人体必需的微量元素如锌、钙、铁等主要来自肉食，如果过分强调吃素，就会由于营养不均衡而增加患心血管疾病的风险。

因此，对于冠心病患者来说，素食主义并不可取，想要预防和改善冠心病的症状，还必须饮食结构均衡，注意劳逸结合，保持心情舒畅。

冠心病患者生活调养重点

创造一个舒适的休养环境

冠心病患者需要一个舒适的休养环境，使之在思想上有一种安全感，也能得到充分的休息，有利于疾病的康复。尽可能保持室内空气新鲜、温湿度适宜、阳光充足，使冠心病患者心情愉快、精神爽朗、食欲增加。通风前做好保暖工作，防止患者受凉感冒，风不宜直接吹在冠心病患者身上。

养成良好的作息规律

中医认为，自然界中的运行变化，直接或间接地影响人体的生理功能和病理变化。一年四季，气候有春温、夏热、秋凉、冬寒的变迁，人体则表现为春夏阳气渐长，秋冬阴气渐旺，故四季起居应与之相应。春夏之季，病情轻的患者应早些起床，可以到室外散步活动，使阳气充沛；秋冬之季，应当早卧晚起，作息时间与天地同步，以做到"无扰乎阳"，有利于阳气收藏。在衣服、被褥等方面，也应适时加减，注意"春夏养阳，秋冬养阴"。

此外，冠心病患者尽量不要熬夜。熬夜可能会导致心脏的负荷增加，引起血压继发性的升高。熬夜还会刺激交感神经，导致交感神经过度兴奋，患者会出现胸闷、气短、心悸、心律失常等一系列症状。

注意劳逸结合

冠心病患者生活节奏应以轻松、自然为主，防止任何导致精神过于紧张、兴奋的情况发生。所以，劳逸适度对冠心病患者十分重要。

劳逸适度，是指在病情允许的情况下，患者要保持适度的休息与活动。

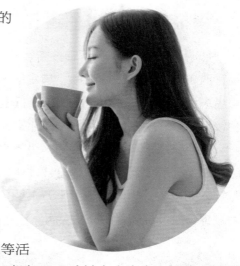

休息可以养精蓄神、恢复元气，适度的
活动能使气血流畅、筋骨坚实，有
助于身体的康复。而过度的劳动
或锻炼易耗气伤精，轻者使病程
延长，重者会使病情恶化；休
息过度会使气血迟滞、脏腑不
运。因此，冠心病患者不宜片
面强调休息或活动，要根据具体
病情做到劳逸结合。例如，无心力
衰竭或心力衰竭已控制的患者，可适
当进行饭后散步、打太极拳或做体操等活
动。体育锻炼贵在坚持，重在适度，一般每日30分钟左右为宜。锻炼项目因
人而异，练气功、打太极拳均可，但运动量要适度。冠心病患者不宜做剧烈
运动，以冬季感到全身温暖，夏季微出汗，且不觉得心慌为度。

对于从事脑力劳动的冠心病患者来说，劳逸结合更为重要。因为高
压、劳累容易短时间内使血压急剧升高，从而导致心脏供血不足，引发猝
死。这类患者一定要合理安排一天的休息、睡眠、锻炼，避免过度疲劳、
紧张。

保持愉快的心情

许多冠心病患者发病都是在情绪大受刺激之下发生的，如大喜、大
悲、大怒时。这些剧烈的情绪反应会使交感神经兴奋，体内儿茶酚胺等血
管活动物质增加，导致心跳加剧、血压升高，冠状动脉出现痉挛；另外，
心肌耗氧增加，也会使冠状动脉闭塞，造成心室纤颤，引起心脏骤停。因
此，冠心病患者要学会放松，以减轻压力，正确对待各种应激事件，避免
过度兴奋、紧张。平时注意控制情绪，在处理家务事时，应该心胸宽阔
豁达，尽量不要因琐事烦恼。即使心里有不平衡，也不要"发泄"，而应
"宣泄"，大哭大闹等方式伤人又伤己，可以找朋友或家人聊一聊，并学
会换位思考，化解心中的不快。

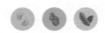

积极治疗，用药遵循医嘱

冠心病需要早发现、早诊断、早治疗，目的是改善症状，防止病情进展，改善预后，降低病死率、病残率，同时防止疾病的复发。因此，冠心病患者应谨遵医嘱，积极配合医治。同时，患者要以积极的情绪应对，防止产生较大的心理压力，不利于病情的恢复。

冠心病属于一种慢性疾病，患者需要在医生的指导下按时吃药，服用方法、用量等都要谨遵医嘱，这样才可以有效延缓疾病进展，也能预防急性心肌梗死的发生。因此，患者千万不要自作主张停药，也不能在症状得到缓解后减少药量，否则容易诱发疾病。

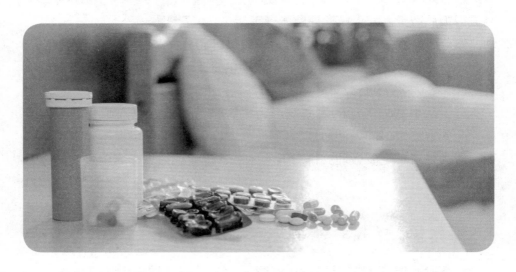

随身携带应急药物

冠心病患者如果经常出现胸闷、胸痛等症状，除了坚持服用治疗冠心病的药外，还应常备一些药物随身携带，以防心绞痛的发生。常备药有硝酸甘油、亚硝酸异戊酯、消心痛等。如果患者病情险恶，胸痛不解，而且出现面色苍白、大汗淋漓，这可能不是一般的心绞痛发作，可能是发生了心肌梗死。此时就要将亚硝酸异戊酯用手帕包好，将其折断，移近鼻部2.5厘米左右让患者吸入气体。如果患者情绪比较紧张，可服一片安定，另外要立即和急救中心联系，切不可随意搬动患者。

应加强自我保护和检测

无论是冠心病患者还是家属，都应该掌握一些冠心病的日常监护方法，及时发现问题，及时就医，以免延误病情。

这些日常表现都是观察的要点，可以及时发现心肌梗死、心力衰竭等，迅速应对，避免病情加重。

自觉症状就是自己的感觉是否良好，包括精力是否充沛，情绪是否良好，精力是否旺盛，食欲、睡眠、大小便是否正常等；平时有无心慌、胸闷、气短的症状，心前区有无疼痛；夜间有无咳嗽、呼吸困难的症状等。

客观指标主要是指起床活动后每分钟的心跳次数，休息时的呼吸频率、体温、脉搏、血压等客观数据，并且每两周测量体重一次。

定期做检查

冠心病患者在保持良好生活习惯、合理用药的同时，还需要定期去医院检查，建议固定一家医院检查，有利于病情的监测和对症处理。如果患者的病情较平稳，治疗方案已确定并能遵照医嘱执行，建议每个月复诊一次，由医生调整用药方案，每隔3~6个月做一次心电图，并检查血脂。

附：冠心病发作时急救处理措施

冠心病急性发作，患者突然剧烈胸痛、大汗淋漓，甚至突然心跳呼吸停止，发生猝死。因此，对于冠心病我们应该引起高度重视，除了应该积极配合医生治疗之外，还应该了解相关急救措施，以应对冠心病的突然发作。下面让我们一起学习一下冠心病发作时如何进行急救。

马上休息

无论是心绞痛还是心肌梗死，患者首先应立即停止一切活动，坐下或卧床休息，禁止奔走呼救或步行去医院。如果在室外，应原地蹲下休息，因为静止可以减少心脏的负荷，从而减少心肌耗氧量，延缓心肌细胞因缺氧而坏死。同时，患者不要过分紧张，应放松心情，保持安静。如果冬季在户外发病，则应注意保暖。

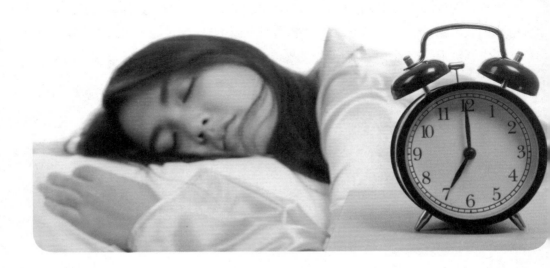

保持呼吸通畅

顺畅、有效的呼吸对冠心病急性发作的患者尤为重要，如果身处室内，应立即开窗通风，保持室内空气新鲜。同时解开患者衣领，如有呕吐物，应及时清理干净，以免误吸造成气道阻塞。家属还应不断安慰患者，避免过度紧张造成气道痉挛，引起窒息。有条件的话可以立即经鼻给氧。

及时服用急救药

冠心病患者应常备急救药物。一旦心绞痛发作，可立即服药以缓解症状。在冠心病发作之后，可以帮助患者在舌下含服硝酸甘油。硝酸甘油有扩张心肌血管的作用，让血液大量回流到心脏。

向急救中心求助

心绞痛的发作，一般在休息及服用硝酸甘油后几分钟即可缓解；如果症状没有得到缓解，则要考虑心肌梗死的可能，此时应迅速向急救中心求助。同时硝酸甘油片可增至每3~5分钟用一次，或口服冠心苏合丸。此外，针对冠心病急性发作的喷雾制剂（如硝酸异山梨酯气雾剂）也可在短时间内起效。如果患者烦躁不安，可口服1片安定，也可指掐或针刺内关（位于腕横纹上2寸，相当于其本人3横指处，在两筋之间取穴）等穴位。

心肺复苏术

冠心病发作最凶险的一种类型和最常见的死亡原因是心脏骤停，常称为冠心病猝死。对一个猝死者来说，在心跳、呼吸停止后的4分钟是急救的关键时间。这时大脑内的能量尚未耗尽，如果救援及时，可能使猝死者起死回生；如果超过4分钟，则脑细胞可因严重缺血、缺氧而坏死，患者几乎没有生还的可能，即使存活下来，也大多会有严重的后遗症。

那么，如何现场抢救猝死者呢?家属在向急救中心呼救的同时，应立即把患者仰卧在木板上。然后按以下步骤实施心肺复苏术：

第一步 胸外按压

家属双臂伸直，手掌交错，掌心对准患者的乳头连线中点的位置，向下按压5厘米，按压节奏均匀，压一下放松一下，待胸廓完全回弹、扩张后再进行下一次按压。按压时掌心都要紧贴胸口，并且以每分钟100~120次的频率按压胸部30次。

第二步 开放气道

由于猝死者舌根向后坠落，会不同程度地堵塞了气道入口处，因此做完一次胸外按压后，应立即清理并开放患者气道。目前国际上通用仰头举颏法，具体做法是家属将一只手置于患者的前额，用力往下压，另一手的食、中指放置于患者下颏（下巴），用力往上举，使患者的气道充分打开。

第三步 人工呼吸

口对口人工呼吸是为伤患者提供氧气的快速、有效的急救法。开放气道后，应立即对患者进行口对口人工呼吸，将气通过口腔吹进患者肺部。家属将一只手放在患者前额，用拇指、食指捏住伤患者鼻翼，使其嘴巴张开。家属正常吸一口气，然后用自己的嘴严密包绕患者的嘴，尽量避免漏气，向患者嘴内吹气，直到其胸部鼓起，吹气时间维持1~2秒。移开嘴，松开紧捏伤患者鼻翼的手指，待伤患者胸部回落，"吹气时胸部明显上抬—嘴移开后胸部回落"，则形成一次有效的人工呼吸。连续进行2次有效的人工呼吸。

胸外按压与人工呼吸的比例为30：2，即以每分钟100~120次的速度按压胸部30次，然后吹气2次为一个周期，在实施了5个周期之后应先重新检查患者有没有自主呼吸和脉搏，如果仍未恢复，应继续心肺复苏术，直到医护人员到来接手急救工作。